U0069295

水的聖經

張慧敏 著

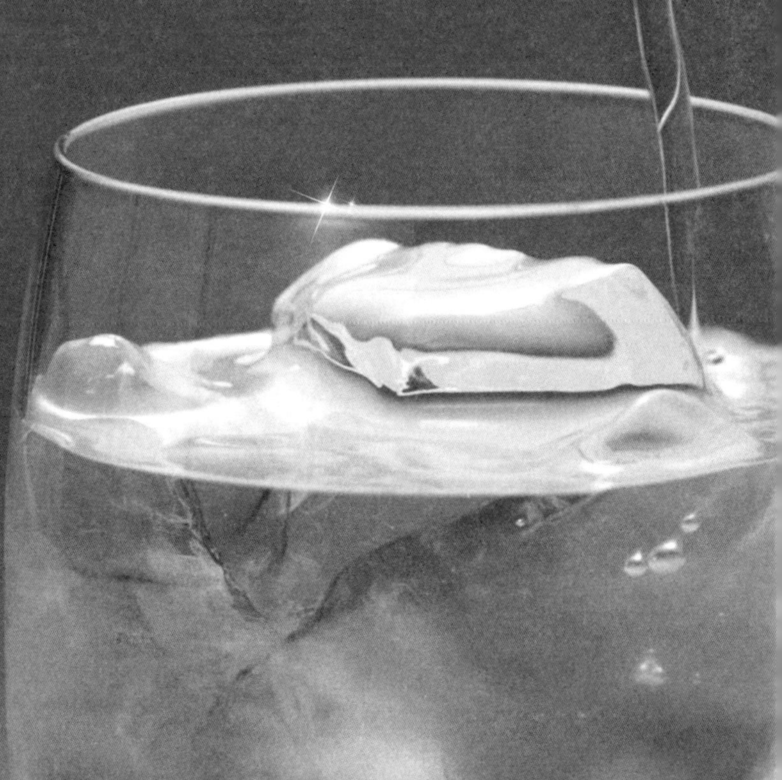

致　謝

事實上，激發我再次詮釋這本《水的聖經》，是因爲受益於陳金龍董事長，他將其多年對水的研究心得，以毫無藏私的心胸提供給我，讓我得以順利的完成這本書。因此，首先要感謝陳董事長給我的支持和鼓勵。

在此，我也要感謝鍾傑博士和張海濤主任在百忙之中爲此書撰序，感謝他們對水的專業評論和指導。

我更要感謝賴淳裕先生爲我校稿，並無私的提供他對水的研究心得，使這本書更爲完整。

最後，我衷心感謝一直支持我的讀者們，希望以此書再次提供給大家對水更清楚、更正確的保健資訊，期待大家的迴響，並祝福讀者們都獲得身心健康的優質生活。

〈推薦序〉

信息能量的載體——水

在信息能量科學界認爲，所有的生物體都具有類似一個電磁場的「能量場」，這些所謂的「信息能量」具有稍縱即逝和變化多端的特性，其相對應的物質還無法藉由現今的科技證實與測量，那是一種比奈米還細微的物質，以一種「頻率」或「波」的形式呈現，我們稱它爲「光子」，信息能量科學就是一種研究這種「信息能量傳導」的「微科學」。在信息能量科學中已經漸漸證實物質所攜帶的信息與人體的能量狀態，可以治療許多西醫無法解決的疑難雜症，然而現代的主流科學界大部分的人對於信息能量這套理論還是嗤之以鼻，他們認爲氣場、信息、能量這些概念實在太虛無飄渺又神奇了，並且無法以肉眼或儀器證實其存在性，因此更有些人認爲這些「微科學」就是所謂的「僞科學」。在這種知識性的自大傲慢觀念下，主流科學的演進與突破將遇到前所未有的瓶頸，因爲在實驗研究思維中都習慣先以固有知識的框架做結構，只討論框架內產生的結果做判斷，一但跳出框架者皆不列入考慮，就猶如坐井觀天一樣，並非眞正科學研究的精神，成爲跨出視野的絆腳石。

「水」就是信息能量科學研究中占有舉足輕重位置的物質，它是最廣泛的信息能量載體，現在的人們天眞地認爲只要將水過濾掉雜質、可見的汙染就覺得乾淨且安心的飲用，但卻沒有想到我們爲水留下的人爲電磁波汙染及許多無形信息磁場的夢魘還烙印在水中消除不掉，這些我們賦予的信息汙染都是原始大自然環境沒有的，當這種上天恩賜的水被蒙上一層陰影後，如何帶給人們眞正的健康呢？我相信，當越來越多人瞭解水能保存著信息能量後，能夠由衷的尊重、感謝大自然，反璞歸眞的獲得眞正的健康。

因此當我收到此書時，看到本書對水的詳盡介紹，除了水的物理性質與主流科學對水的瞭解知識外，我對於作者將信息能量與水的關係做了相當仔細整理深感讚許，這是過去有關「水」的書籍中少有討論的，我相信這本書能夠讓許多人對水有更進一步的認識，除了水的固有特性與有形的型態之外，也帶人初步瞭解水與信息能量科學這種無形的奧妙關係，特以爲序。

前榮總傳統醫學科主任　能量醫學學會創會會長

（簽名）博士

〈推薦序〉

與水共舞的量子信息

目前以機械唯物論價值觀爲立足點的現代醫學在適應21世紀中社會、心理、生物醫學模式的轉變上已顯其局限性，要滿足這一社會需要，現代醫學和道統醫學都必須發生廣大的變革，透過吸取自然科學的最新成果，將量子力學引進醫學領域，從而產生新的醫學體系——量子醫學。量子力學的迅速發展，廣泛應用在固體物理、介觀物理、原子分子物理、表面物理、原子核物理、天體物理，甚至化學、生物學、醫學等各個領域中，最近這些蓬勃發展的量子訊息、量子糾纏、量子通訊、量子密碼乃至量子計算機等，已經發展成爲一門新的學科——量子信息學。

在2007年時，本人榮幸受邀參加中華民國能量醫學學會、中華自然醫學教育學會及波動能科技開發股份有限公司所舉辦的「生命與水」公益講座研討會，與會中許多來自兩岸的專家學者們共同討論生命與信息能量的關係，也開啓了我對水與量子信息的研究興趣。

地球中有70%是水，人體中也有70%是水的成分，有趣的是占著地球水分最大面積的「海水」裡，其礦物質含量分配比例，和人體中的礦物質分配比例非常相近。且水體具有類似太極圖一般可見的陽性面（物質面）與不可見的陰性面（非物質面），因此在水體中我們很容易看見其具有氫、氧以及攜帶一些礦物質、微量金屬等陽性的物質面，奇妙的是，當水體與物質接觸後，其陰性的非物質面就能記憶該物質固有的磁場訊息，就如同人體具有非物質面的靈魂操縱著物質面的身體軀殼一樣，有著異曲同工之妙的特徵。

因此水與生命之間具有密不可分的連動關係，人體內的水可記憶人體的各種生理現象，當然飲用、使用的水與人體的健康必定環環相扣。本書中提及許多水的物質面及量子信息相關的非物質面資料與例證，非常多元且精彩，值得讓許多人學習，並從而發展相關科學令更多人取得更進一步的健康概念，特以爲序。

中國全國高科技健康產業工作委員會主任

張海濤

〈作者序〉

聰明喝好水，健康自然來

選擇好水很重要，因爲水在生命中扮演著不可或缺的重要角色。它主宰著生命體的代謝作用與運輸功能。所以好水是健康的重要元素。但是在所有關係營養學的介紹中，水經常是被放在最後，而且所占的內容也不多，讓水與生命的許多相關資訊無法廣泛傳送、廣泛教育。

然而，無論是重要性或需要量，水都應該被放在第一位，因爲水是生命的源頭，所有的其他營養素都必須溶於水中，才能被吸收利用。水是人體內最主要的溶劑，當它供應充足時，常被人們忽視，一旦缺乏則導致生理機能混亂，影響健康。因此，我們常稱「水」是「被遺忘的營養素」。從瞭解水到正確喝好水來達到身體保健的功效，是我這次重新強調和詮釋水的奇幻和水的奧妙，希望爲這被遺忘或是被輕視的重要營養素，正本清源，回歸對它應有的重視地位。

人體健康，由體質好壞爲指標，而體質好壞則由體液來決定，平日攝取充足的水分並不一定就有健康的體液，這是因爲水有「死水」和「活水」之分，水有「好水」和「惡水」之分，喝對水則確保健康，喝錯水則等於「慢性自殺」，其中的道理，在衆多關於水的書籍中多有提及，但是多不甚完整，希望藉此新書，能彙整更多資訊以饗讀者。

所謂飲食，就是以飲爲主，食爲副。然而以現代人忙碌緊張的生活，多半會記得匆匆塡飽肚子，但是卻常忘記喝水，甚至口渴時沒時間喝水，最後又忘了補充水分，已經造成對身體的慢性傷害而不自知。在一項大型的調查顯示，只有14%的人每日能喝足所需的水量，同時所喝的水質又以並非合乎好水條件者居多。在這琳瑯滿目的瓶裝水和各類淨水器的水世界中，如何選取適合的飲用水或是淨水器也是一門大學問。再者，有了健康好水，又如何飲用才能達到飲水保健康的目的，也是這本書希望與讀者們共同分享。

從水的結構、水的物理特性至水的生理特性，就能會意出水的重要性。一般大衆最多是以飲水衛生、飲用安全的層面加以探討。但未重視水對淋巴腺擴張、血液循環通暢、調節自律神經功能、幫助營養吸收及排除體內毒素、調節血壓、促進酵素及賀爾蒙的各項生理功能，當然更少提及水具有能量、磁性、記憶力以及對周圍環境變化的感受力等。水的世界就如魔幻世界一樣的不可思議，從海洋到陸地，由單細胞演化至多細胞，在此更希望重新以科學觀詮釋海水與生命起源的關聯性，藉此希望讓大家對水及生命的淵源更爲瞭解，而重視水與水資源的可貴。水能孕育生命，滋養身體，具有諸多維護生命的條件。並非潔淨、無菌的水就合乎生物的需要。水不具備藥效成分，因此不能直接切除病灶。不過在瞭解水的特性後，對於水可以經由量身打造，以協助激發自體免疫力，促進生理甚至心理健康，是可以確定的事實。

水是自然環境中最多也最活躍的物質，雖然對人們健康扮演著非常重要的功能，但卻又是最被忽略的元素。尤其現代人多以咖啡、果汁、可樂、茶或牛奶當水喝，完全誤解了水在人體內的作用。如何能飲用到健康好水，已經是刻不容緩的議題，不只是個人的問題，更是飲水業者、醫療機構甚至環保團體均應投入對水的研究和開發。希望本書能帶給讀者對水更深的瞭解，從而能飲用到眞正對身體有益的好水。

雖然，在書寫此書時，儘量以我在營養學上的專業爲基礎，並且參考多種對水方面的書籍和研究資訊，但總有疏失不完善的地方，尙祈各方水專家們不吝指正。

在重新整理這本水書時，就像是寫一本關於水的故事，有因有果、有意有情。水的故事文字簡淺，希望《水的聖經》一書，再次獲得讀者的共鳴。最重要的是，能夠因爲對水的認識而激發出另一種養生的概念，在簡單易行，以正面愉悅的心境，享受人生。

張慧敏

目 錄

1

生命之源始於水

水是地球上最多也是最重要的物質。豐富蘊藏於地球表層的海水經過數十億年的演進，造就了各類生物的生命。其中的水、蛋白質、脂質、維生素和礦物質等都是維持生命力量不可缺少的物質，雖然其中相互組成的比例因各種生物的不同而各異，但是可以斷言的是沒有「水」就沒有生命。

在二十一世紀新紀元的科學世界裡，太空科學的進步，已能探測出許多星球的表層結構，並且能預測各星球上孕育生物的可能性。其中最重要的指標，就是探測該星球是否有水源，如果該星球上沒有水源，就可假設該星球上沒有生物。

大家都知道大樹由樹根把水及養分送上樹梢，人體藉由水產生溶解及滲透作用，從而進行新陳代謝功能，以維持生命。樹木失去水則枯萎，人體失水則衰亡。

生物體內爲細胞膜或細胞壁所包圍住的物質，多半是水分。人類的精卵含有90%以上的水分，胎盤血液中含有83%以上的水分，而羊水更是100%的水分。

人體內水分的多寡，象徵老化的過程，也就是說年紀越大體內水分愈少。在胎兒期體內的水分約為體重的90%，出生嬰兒水分占體重的80%以上，而成年人水分約占60～70%，往後每況愈下；一般老年人身體中所含的水分降至60%以下。

中國人以天人合一與自然融為一體的哲學觀和宇宙萬物不謀而合，對萬物而言水是最為重要的。西方人在送葬時多用「塵歸塵、土歸土」為終結。在這塵土相合之時，多需要依靠雨水進行調合，重歸自然。

地球上所有的生物，從誕生、成長、生存，以致繁衍進化，都在水的推動下進行，這點正應合古希臘最早的哲學家克雷斯曾說過「水乃萬物之根源」、「萬物來自於水，回歸於水」，以及中國老子所述「水為五行之首，萬物之始」的先知先言。

2

水的物理三形態

水是地球上唯一能夠同時以固體、氣體和液體三種不同的形態存在的物質。

水分子是由一個氧原子和兩個氫原子所構成，在日常生活中，水通常以固體、液體和氣體三種形態存在於自然界。

大自然在太陽入射能量和地球表面熱能的共同作用下，將地表液態的水蒸發成為氣態的水蒸氣，進入大氣層中的水蒸氣遇冷

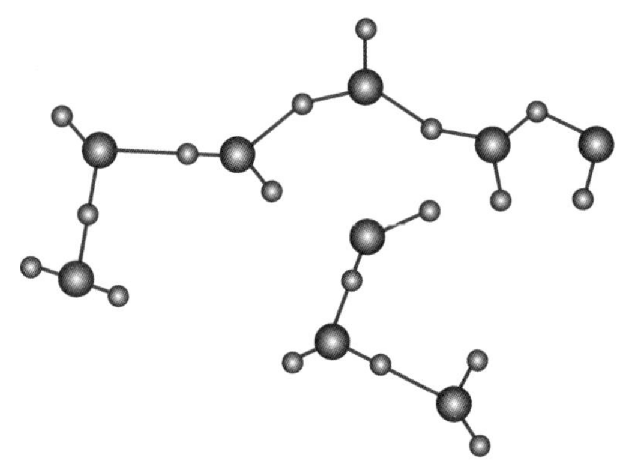

單獨的水分子在空氣中飄浮

水蒸氣圖

凝結成水或冰，在地心重力作用下，以降水的形式落至地表，周而復始的進行「水循環」。

當多數的水粒子聚合在一起，就形成水珠，而液態水就是由許多水分子合成水珠再聚集在一起而成的，其中水聚集的小水珠有的是由三、四十個水分子集合在一起，形成較大分子集團的水，也有的只由五至十多個水分子集合而成較小分子集團的水。水分子在液態的狀態下，活動力較爲自由，熱運動較快，因而能自由移動。

當水受熱後，蒸發成獨立的水粒子，飄浮在空氣中，就形成氣態的水蒸氣。水分子單獨存在時，其活動力最強，熱運動極快，因此可以飄浮在空氣中。

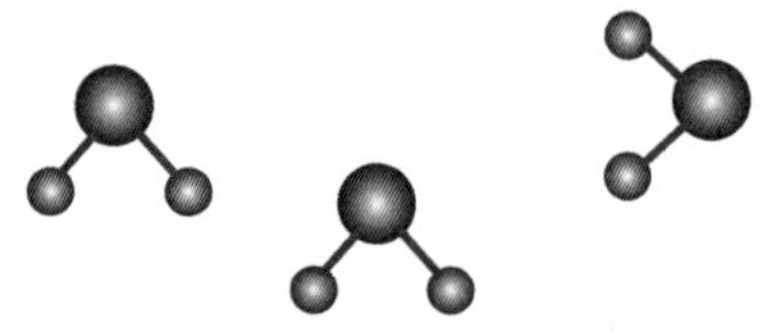

多數的水分子聚合起來形成水珠，多數的水珠聚集形成活動的液體

水　圖

當水遇冷後，小水分子多以六個形式有規則地排列連接起來，其分子之間的空隙加大，體積因此也增大，形成能浮於水中的固態冰。固態的冰，因爲體積增大，又以六個水分子相互牽連，故不易移動，熱運動極慢或只能以震動的方式呈現。

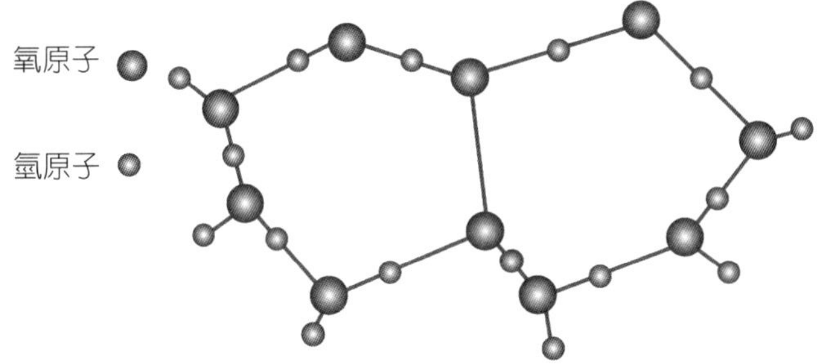

通常多以六個水分子有規則地排列，再相互組合，凝固不動

冰　圖

3

水的神奇特性

「水」掌握了整個地球生物的「生殺大權」，這是它在物理化學上獨有的特質。近代醫學和生物化學對於水的神奇特性有更多新的認知，茲將科學界對於「水——與衆不同的特性」之研究報告歸納如下：

水的冰點和沸點非常特殊

水（H_2O）與其同類的化合物，例如，硫化氫（H_2S）、硒化氫（H_2Se）、碲化氫（H_2Te）等之融點與沸點都應與其分子量成正比，因此水的分子量爲氧16氫2總共爲18，照理其在常溫時只能以氣體存在，但是水卻能以液態存在於常溫下，這是極不尋常的現象。

同時，水分子間的凝聚力，使水的冰點（0℃）和沸點（100℃）顯得與衆不同，非常特殊。例如，比水分子重的H_2S，其冰點爲－82℃，沸點爲－61℃。

也就是，地球上不僅有自然的液態水，而且沸點還高達100℃。這是因爲在以水分子結構上看，氫原子和氧原子之間存在

特殊的水的沸點和冰點

分子	分子量	沸點（℃）	冰點（℃）
水（H_2O）	18	100	0
硫化氫（H_2S）	34	－61	－82
硒化氫（H_2Se）	80	－42	－64
碲化氫（H_2Te）	129	－4	－51

著強烈的相互吸引作用的化學鍵，從而形成了水分子，水分子的能量很大，運動速度極快，不可能互相連在一起而呈液態。但是水分子之間還存在著一種「分子間的作用力」，稱之為范德華力。因凡德瓦爾力作用，在－70℃以下可形成為液態水；－70℃以上凡德瓦爾力就遭到破壞，水由液態變成氣態。而破壞凡德瓦爾力為什麼要反常至高達100℃呢？這是因為在水分子之間還存在著具有強大相互作用力的「氫鍵」。原來兩個氫原子與一個氧原子結合的時候，不是呈直線排列，而是呈104.5°的夾角，吸引力不勻稱，成為極性分子，帶負電的氧原子又與其他水分子中帶正電荷的氫原子，相互吸引形成氫鍵。幾個、幾十個、成千上萬個水分子透過氫鍵在－70℃至100℃的範圍內結合起來，形成分子束，就像葡萄般一串串的水珠。

氫鍵是一種分子間較強的作用力，溫度越低作用力越大；溫度越高分子束的運動速度越快。所以水分子掙脫氫鍵的束縛，需要獲得能量。這就是水的沸點由－70℃上升到100℃的原因。

事實上，水並不是我們單純認為的H_2O形式存在，其結構非常複雜。水是以（$(H_2O)_n$）的形式存在。而n是一個不確定數，所以水是以多樣的結構形式混合存在一起。結構形式的不同對人所引起的作用也不一樣。有的水給人帶來好處，有的水給人帶來害處，有的水對人毫無用處。

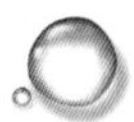

水不易熱也不易冷

水的「熔解熱」和「汽化熱」非常特殊，因此水溫至0℃時，每克的水還會再釋放出80卡的熱量而後才會結冰，而在100℃汽化時更需要539卡／克的汽化熱。同時，水的比熱較大，因此具有保溫的穩定性，當外界空氣上升或下降時，人體才能維持正常的體溫。如果人體內水的比熱和金的比熱一樣的話，就很難以保持身體的恆溫了。

物質比熱表

物質	比熱
水	1.00
海水	0.94
酒精	0.57
花生油	0.46
空氣	0.24
冰	0.49
木材	0.30
鐵	0.11
銀	0.06
金	0.03

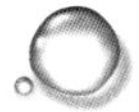 水在4℃時密度最大

多數的物質均呈現「溫度越增加，密度越減少」的反比變化，唯有水自「熔點」起，溫度增加，密度亦增加，且至4℃時密度最大，然後才逐漸降低。這種現象使水結冰時，不像一般液體，由底部先結冰，而是由水面先結冰，因此造成了湖面雖已結冰但湖中間卻還是水，而使得水中生物得以生存。

也就是水的比重在4℃時最大，然而，水在接近0℃時反而會膨脹，體積增加10%左右，因此冰會浮在水面上。此一特性對所有的生物都至關重要，否則水底結冰時，水中的生物將被消滅殆盡，所有的陸地也將被淹沒成汪洋。

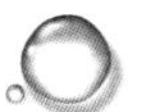 水分子具有極性

水分子並非對稱，其間的兩個氫原子靠得較近，通常相互形成104.5°的角度，形成了水分子的極性，但如果受到磁能的影響，其角度可增大爲106°～107°，而使水分子之極性更爲強化。

水分子是因爲由一個氧原子與一對氫原子共有電子而完成其外層的電子殼，但其共有並不是相等的，因爲氧原子比氫原子更緊密的纏住電子，因此它就產生極微弱的負電荷，而氫原子則產生極微量的正電荷。此兩種正負電荷的產生，極容易被分開，稱爲極性鍵（Polar Bond）。

氧原子以三度空間共價結合（Covalent Bond）時，兩個氫原子則較近距離的靠在一起，使水分子產生了一個明確的軸，正極

則在兩個氫原子之間，而負極則在氧原子之異側而產生極性，水在人體內是最具代表性的極性化合物，這對人體的生理現象，具有極大的影響力。

水分子的兩個氫原子與一個氧原子以共價方式結合。因為水的極性，使水分子具有正極和負極，因此每個帶有極性的水分子能以微弱的氫鍵（Hydrogen Bond）與鄰近的水分子連接，所以能在相當的溫度範圍內，凝聚小水珠呈現液態狀態。液態水因為有氫鍵使其聚合，並對吸收和儲存熱的效應相當穩定，這種對熱

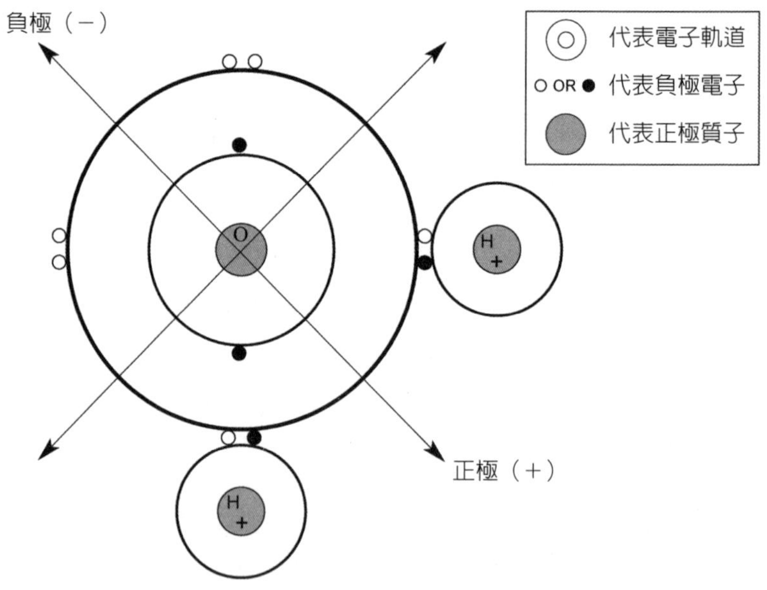

氫（H）、氧（O）原子是由原子核（包括陽電子和中子）與電子所組成。電子在原子核周圍的軌道上自轉，並形成極性

正常水分子的極性力量

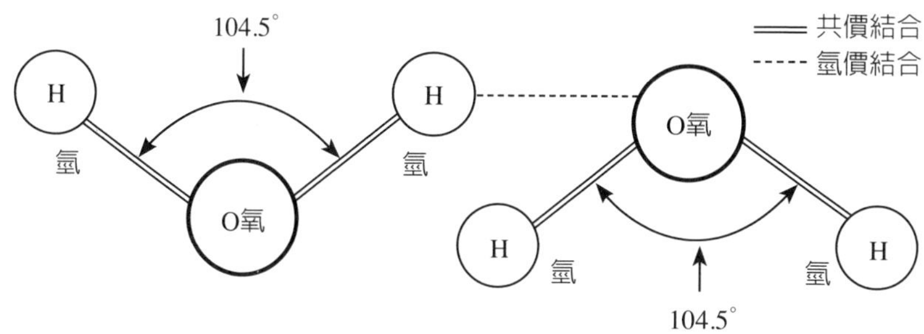

水是以H_2O共價結合的形態，由兩個氫（H）原子與一個氧（O）原子所構成的，並以氫價結合形成聚合的水分子

水的分子形態

儲存的容量，使人體體溫不受外界的影響而維持其穩定性，當水由液體變為氣體時，能吸收大量的熱，這也就是為什麼會出汗散熱，使身體感覺涼爽的原因。

因為水具有極性並由氫價結合的特性，使水成為生物體所需最重要的元素，生命的延續，必須有水做媒介，可以說，沒有水就沒有生命。因此，健康保健之道首先在於水的品質，好水可以去病長壽，永保青春，壞水可以導致病痛與衰老。

水的黏稠度在壓力變化下與其他物質不同

在壓力的轉換下，水的黏稠度變化也與其他物質不同，一般物質為壓力愈大愈呈黏稠狀，而水卻是在30℃以下時，壓力愈小愈顯黏稠。

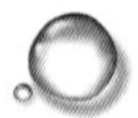

水的表面張力比一般液體為大

水的表面張力比其他一般液態物質都大，因此其原子、分子間堆積相乘所形成的巨大力量，遠超出其他液態物質。

水的表面張力來自於內部分子凝聚力

水的表面張力來自於其內部分子的凝聚力，水分子相互吸附的力量，使水滴可以呈現球狀。

計量表面張力大小的單位是「達因」（dyn/cm；dyne/cm），1達因相當於1公克的物體前進1公分時所需要的力量。

當水中的氫、氧離子，受到正、負電荷的極性作用時，在一定的範圍內都會產生一股相互拉扯的力量。在水的內部分子間，彼此間的受力相互拉扯，因而相互抵消。但是在水的表面部分，只有承受到左右及下方的力量，卻少了上方的力量來拉扯，這種力量使水的表面不斷地的往內部拉緊，使得它的表面積也因此縮

相對於空氣之各種液體的表面張力

物質	表面張力	物質	表面張力
水	72.75	硝基苯	43.6
醋酸	27.6	三氯甲烷	27.1
氨	26.55	乙醇	22.3
苯	28.9	乙醚	17.0
丙酮	23.7	水銀	479.5
氯苯	33.2	鈉	222

到了最小的範圍。這個力量可視爲是水分子抵抗表面擴張的一個力量，因此水的表面張力也可以說是表面抵抗擴張的一股力量。

水分子團大小會影響其表面張力

水分子團所包含的水分子數會影響水的表面張力，當水分子團結構變大時，分子的內聚力會變大，這時候水的表面張力也相對變大，也就是每一個分子團外側的表面積相對也變得較大，水分子則呈現較爲穩定的狀態；反之，小分子團的分子結構，其表面張力也相對變小，水分子呈現活潑、不穩定的狀態。因此，水的表面張力大小，同時也意味著水分子團結構的大小。

表面張力除了和分子團大小有關外，表面張力越大，水中氫離子也越濃，水的酸鹼值也越小，也就是水質越呈酸性。相對的，分子團越小的水質，不但表面張力較小，其氫、氧離子濃度較高，酸鹼值也較大，也就是水質會呈現鹼性。

水的表面張力和健康有密不可分的關係

當水的能量增加時，其表面張力則會下降。當水的溫度由室溫加熱至沸點時，表面張力也隨之下降。表面張力越大的水分子，黏著度高，滲透力較低，溶解力也較差；也就是說，體內進行代謝時，作爲載體的水，較不容易穿透細胞膜，對於體內養分和代謝物的交換，功能較爲有限；而小分子團的水，穿透細胞膜較容易，對於人體吸收、代謝，幫助較大，這也就是爲什麼喝小分子團的好水時，比較容易產生尿意的原因。也就是水的表面張力的大小，和人體健康有著密不可分的關係。

一般自來水的表面張力大致在73～75達因之間，而日本長壽村的天然活水，其表面張力為68達因以下。因此，好的飲水製材，其所製作出來的好水，其表面張力應該以不超過70達因為其理想值。

水晶以及某些特殊的礦石會改變水的表面張力，例如，將石英結晶放在蒸餾水中，幾分鐘之後，水的表面張力會下降10達因左右。

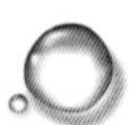

水具有「記憶性」且能夠「複製」

「水」最不可思議的特性就是具有「記憶性」並且能將「記憶」複製出來。「水」可將其所遭遇的狀況，例如，遭磁場、電場、波動能場或異物干擾等訊息記憶很長的一段時間，這是目前自然醫學界爭相研究和實驗的項目。

水經震盪後所產生的記憶和複製能力，尤其在「同類療法」或稱「順勢療法」中占有極重要的地位。例如，同類療法在其製造止痛藥時，透過特殊的稀釋機器在水中進行「記憶」和「複製」，結果能將外觀和味道與一般水相同的水帶有止痛的訊息，成功地複製了止痛藥而成了「止痛水」，而病患就以「止痛水」取代藥物，藉此消除疼痛。經過磁場震波處理過後的水對生命的活化功能與處理前有顯著的不同。現今市面上流行的「π水」，就是以水接觸磁場，使水分子結合狀態產生記憶與變化所製成的健康水。

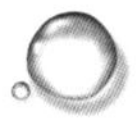

水以簇團分子式聚集

在常態下，水分子是以多數的簇團形式集合而成，有的簇團爲多達十至三十多個水分子聚集而成的大分子水，有的則由小於十個水分子聚集而成的小分子水，儘管水分子間在一剎那間進行著千千萬萬次的聚散離合，但是以整體而言，小分子水對身體的吸收和排泄功能遠超過大分子水。

一般水多是由十三至十六個以上的水分子締合形成大分子團。如果將一定能量傳遞給水分子團，即可使氫鍵發生變異導致質子位移；更可使氫鍵斷裂，讓大分子團水裂變成爲小分子團。

所謂小分子團水，是指五至八個水分子聚合成爲的水分子團。小分子團水較大分團水具有更高的滲透力、溶解力、溶氧力及導電率。小分子團水的這些特性使水具有更強的活性效應。

水分子團的構造是一種動態的結合，其穩定存在時間一般只有10～12秒左右，也就是不斷有水分子加入某個水分子團，而又有某個水分子離開水分子團。所以水分子團的大小只是一個平均數值。在室溫中，一般水分子團的大小約爲三十至四十個水分子。水分子團的大小與水的溫度、離子濃度及變化經歷有關，一般在水質淨化處理時多是以電解、磁化、聲波以及紅外線等對水分子團進行某種程度的破壞，使其結構產生變化，而達到水質淨化或賦予水某種單一功能的目的。

水分子束越小能量越大，熱運動越快；水分子束越大熱運動越慢。水分子束的大小不僅與溫度有關係，還與它本身的能量大小也有關係，即使在同樣的溫度條件下，水分子束的大小也不一樣。

「小分子水」的製造，就是把水分子團縮小，這需要多種因素加以配合。可以用電能源、磁能源、遠紅外線、超音波、低頻率、高頻率等各種能源，讓水分子團發生變化。水分子的運動非常激烈，以一兆分之一秒的速度進行反覆的離合、集散，因此，只需用微弱的能源，就可以製造出小分子團的「小分子水」。例如，從50～100公尺的高處一瀉而下的瀑布，利用其落差所產生的能量就可以使水變成「小分子水」。

此外，受地磁的影響，湧出地面的地下泉水也有變成「小分子水」的可能。

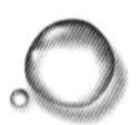

水能接受和傳遞精神能源

科學越進步，研究範圍越廣泛，人類對水的認知不再侷限於一般最新的物理、生化以及生理上的分析評估。以能量醫學觀點來詮釋水分子，我們會發現水實在是深奧莫測，以不但具有其本身的能量特質，同時也會受到其周遭環境能源的影響而改變其結構。水能在正面優質的環境下，排列有序，而感應到我們身體細胞。水也會因受到負面環境影響，而改變細胞內水分子的排列方式進而干擾細胞的正常形態導致病變。

日本國際波動之友會（IHM）會長江本勝先生（Masaru Emoto）就水在不同的環境和意念下，產生不同的能量結構上努力研究多年，並且發表了頗具啓發性的報告。在其《來自水的信息》

（*The Message from Water*）的書中，顯示出水能傳導精神能量，無論是正面的訊息或是負面的訊息，都能傳遞到水分子而改變其排列形態。水是心之境，映像出人之心，並且可以從實體的影像中正確的表達出來。

江本勝先生用高速顯微相機在－5℃的實驗室中以200～500倍的倍率拍攝出經過各種不同能量處理後水的結晶。經過正面能源諸如快樂、感恩、美麗優雅的音樂。芳香精油以及共鳴磁場處理後的水，多呈現出美麗平衡的結晶點，如果水經過負面能量干擾，諸如謾罵、詛咒、妒忌、怨恨、焦慮、噪音下產生的結晶，則成爲不規則、離散、醜陋的形狀。當我們得知水能接受各類正負訊息，而我們長期處在負能量，飽受精神壓力的情況下，往往產生各類細胞水質變異，導致疾病。「水能接受和傳遞精神能源」的新觀念更是現代醫學需要積極探討的方向。

與江本勝相反的論調及評論

江本勝對水能夠根據外界的訊息辨別美醜善惡的實驗與理論，受到廣大讀者的響應，毀譽參半。因爲江本勝的博士頭銜，是在印度一所「另類醫學」大學取得的，因而不爲多數正統科學和醫學所肯定，甚至聲稱其爲「僞科學」。並且引用加州理工學院物理系主任肯尼・勒博區特（Kenneth Lebbrecht）對於此現象的解釋說法加以駁斥。

勒博區特博士所提出的異議，雖沒有用肯定的口吻指出江本勝在選擇水結晶照片中有作弊的行爲，但卻質疑爲何江本勝沒有把實驗結果發布至可供批判、有聲譽的科學場域及學術期刊，而未對科學社群提出可信有力的證據，再加上江本勝的理論有違物理學對水的認識，因此他認爲江本勝的「微波動原理」在量子化學界中並無所聞，亦未有提供實質證據去證明此原理，也就是江本勝的理論違反對水的基本常識。

勒博區特博士認爲，當溫度到達一定的低溫程度，水晶體最終會形成各式各樣的冰雪花。溫度和濕度是決定水結晶形態和形狀最重要的兩個因素。如果結晶溫度在－5℃到－10℃之間，晶體更容易形成柱狀或是針狀的結構。在－15℃左右的情況下，水結晶會傾向於結成片狀的雪花。雪花的複雜程度，則和濕度有關。濕度越小，雪花的形狀就越簡單。因此可以在實驗室中透過人爲設定的條件來設計不同形狀的雪花。這些情況跟水結晶是否聽到了優美的音樂、看到了溫暖的單詞或是咒罵而產生不同形體沒有任何關係。並且批評江本勝不懂物理學。

很多宗教、另類療法、教育團體、企業家及宣揚道德的團體，對江本勝的實驗表示歡迎及贊同，認爲該實驗證明了它們教義、理論及道理的科學性及正確性，有助社會和諧安定。許多與心靈能量相關的現象，目前尚無法用科學儀器衡量，但是亦不能全然加以否定，就如江本勝極力推崇的「順勢療法」就曾被固執的讀者斥爲是——那種把藥物稀釋到（理論上）一杯水裡連一個藥物分子都沒有的僞科學療法。其實，越來越多的醫療證實「順勢療法」確切具有其醫療保健的價值。希望目前無法以科學方法完全解釋的水現象能有賴於將來更進步的科學技術加以印證和解釋。

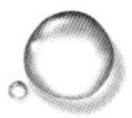 水能受到物理作用的影響而改變結構

古今的研究都發現，水對所處的環境非常敏感，容易被影響而改變性質。物理作用中的熱、光、電、磁、聲等都可以影響水的分子群結構，而使水的性質產生變化。

許多人運用氣功處理水，水分子群的確也因而改變，這也可歸類在水的物理作用。前述水從高處下落，或由地下湧上，都是水分子團能受物理作用而改變其結構的事實。美國太空總署就以核磁共振的原理，製造出有益人體健康的磁化水。

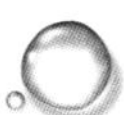 水因含有不同的「同位素」而改變其性質

看似一模一樣、無色透明的水，其實具有各自不同的性質。就化學觀點而言，在研究不同的水分子「同位素」時，發現許多不同種類的水。

目前存在自然界中水的同位素就有十八種，並且以不同比例集合成水。

例如，水中含有氚這種氫的同位素，一般稱爲「重水」。

根據調查，以長壽村聞名的高加索地方的冰河所融解出來的水，發現其「重水」的含量比之其他河川少了7公克，相反的，由「重氧」形成的水多了2、3公克。

不過，水的性質不完全是因同位素不同而形成的。地球上任何一個地方、任何一個時期的水，水中的礦物質和磁氣都不相同，就好像每個人都有自己獨特的臉一樣，水也不會完全相同。

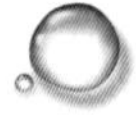

水帶有負電荷

水的結構在沒有人為干擾下，應該是呈現負電荷狀態。

我們已經知道水分子的結構，就好像非常討人喜歡的米老鼠頭型一樣，臉部是一個較大的氧原子，氧的左、右上方，就好像是兩個大耳朵一樣，分別連著兩個氫原子。由2氫1氧所組成的水分子，附著在它表面的電位為負電荷。正如同前述一般，當水分子呈現個體越小的分子團時，它所擁有的總表面積也會增大，而它所帶有的總負電荷，也相對的變大。

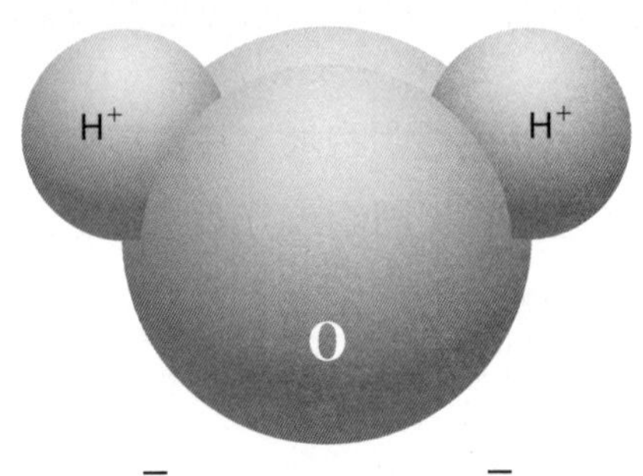

水分子的結構，就像米老鼠般，臉部是一個較大的氧原子，左、右上方的耳朵則是氫原子。

水分子結構

4

六角水、五角水與健康的關係

六角水是健康水

有關「水的結構會影響健康」的理論，已經逐步獲得證實。其中以小分子水中的六個水分子相互拉聚在一起的六角水對人體生理機能最爲重要。當然，依據水分子凝聚的多寡，尚有四角水、五角水、七角水、八角水等。

雖然無論是幾角水，我們均無法以肉眼看到，但是經過特殊高倍電子顯微鏡的觀察下可發現：最健康的六角水經常存在於低溫中，而不穩定的五角水則通常在較高溫中出現。生病時人體組織中的水大部分是五角水，健康人身體中的水多爲六角水。自然醫學界對水的研究報告中指出：五角水活潑而不穩定，會弱化水分子結構，是負面劣質的水。而六角水較爲穩定，能強化水分子結構，因此對生物體是一種正面良好的水。

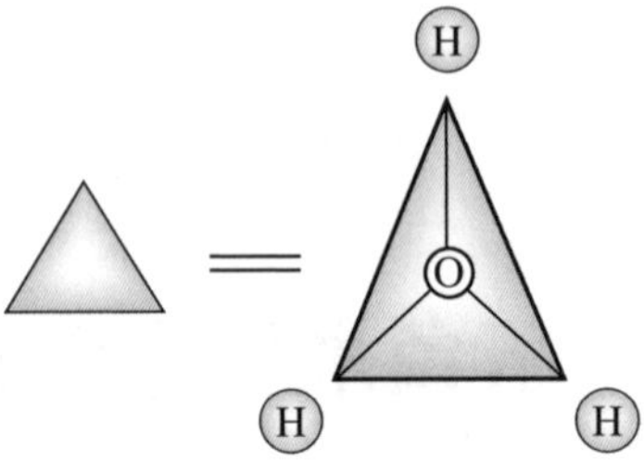

H

O

H H

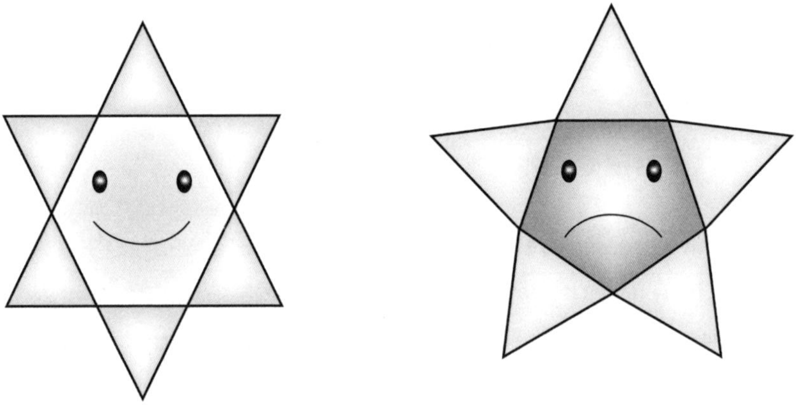

六角水
正面好水

五角水
負面劣水

五角水與六角水

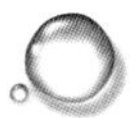

健康體質者體內的水分子

每個水分子都是一個小磁石，經由正負極互相結合，極容易因外界賦予的能量產生新的組合。

分子量越小，在體內的流動性越佳，滲透力越強。

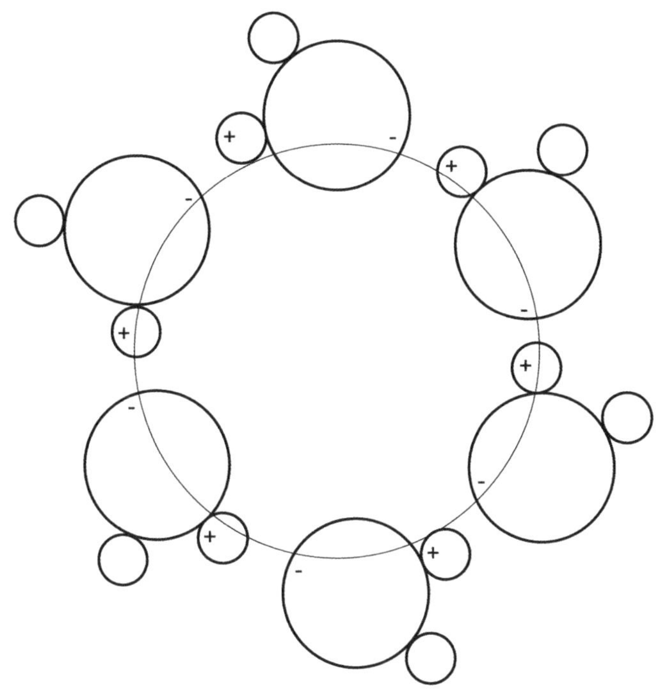

小水分子團（六角水）結構圖

5

水分子間變化的速度影響生物體的存活

如前所述，水是由大小不等的分子團聚合而成的，其中各個獨立的水分子又經常不斷地相互結合或是分離，其間相聚相散的速度驚人，大約是以一兆分之一秒的超速進行著分離及重組的動作。

以現代物理學運用NMR核磁氣共鳴的分光法和微波測定法來測量水分子的活動情況時，發現包圍在生物體細胞質周圍的水可分爲三種不同的活動速度。其中以環包在細胞質最外圍的一層，活動變化速度最快，大約是以10^{-12}秒的速度進行水分子間的分離和重組，而又以最內層的活動速度最爲緩慢，其聚散的速度約爲10^{-6}秒，中間一層的變化約爲10^{-9}秒，這三層水分子之間，是可以相互穿滲往來的。

具有半滲透性的動物細胞的細胞膜和植物細胞的細胞壁很容易讓水分子進入內層，可是一旦進入到內層，水分子則不容易移動到外層，因此需要較長的時間才能達到交替的作用。

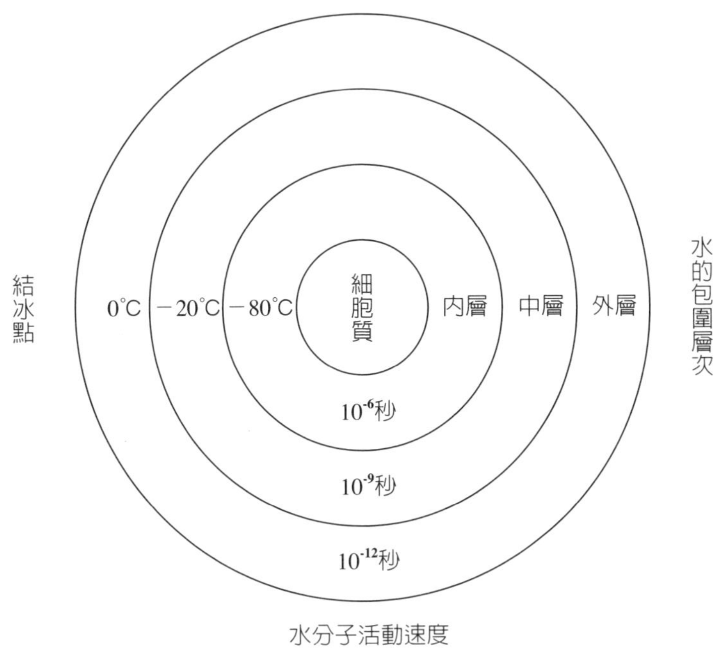

環繞在細胞質周圍的水層之速度與溫度關係

就因為圍繞在細胞質周圍各層水的活動力不同，因此才能使寒帶的植物得以存活在－10℃甚至攝氏零下三十幾度的低溫。例如，杉樹和松樹大約含有80%的水分，其中所含最內層的水與細胞直接結合，因為內層水活動遲緩，因此在零下低溫也不會凍結。一般普通的水，其最外層活動變化速率過快，當溫度下降至0℃時就會結成冰，但是位於第二層的水簇群活動力為10^{-9}秒，比第一層的10^{-12}秒要遲緩1,000倍，因此即使溫度下降到－20℃時也不會結冰，至於水活動力最遲緩的最內層水簇則降至－80℃時也不會結冰。就因為各層水的活動力不同，寒帶植物才得以生長繁殖。

此外，蔬菜水果的保存度也與環繞在其細胞內水的層次有關，如果蔬菜水果最內層的水所占比例較多，水就不容易蒸發，因此保鮮度較持久，相反的，如果最外層的水簇之比例較高時，則水分容易蒸發散失而枯萎，自然不易保存長久。

6

水與礦物質的相互作用

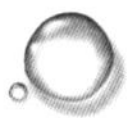

礦物質能影響水分子的結構

各地的水質因為所含的礦物質不同而有差別，其中最普遍的差異多半以水中含鈣量的多寡作為區別軟水和硬水的依據。

各地區水中所含不同的礦物質離子會直接影響到當地人民的健康，也就是說，不同的礦物質離子會影響水分子的結構。例如，鐵、鋅、銅、鈣、鋰、鈉的離子電荷大，體積小，可以強化水的結構，因此經常出現在六角水中，而鋁、溴、氯化物、銣、鉀等離子電荷小、體積大，會弱化水分子互相凝聚的結構力，因而常存在於水分子活動力大而不安定的五角水中。

雖然經離子化的礦物質存在水中能夠成為具電解性的離子，並且影響到水分子的結構，如果各種礦物質比例均衡，且與人體體液相似，則無論是可強化或減弱水分子結構的礦物質都應該同時存在於水中，方能提供人體完整均衡的礦物質。

硬水與軟水的區別

飲用水是人類每日的生活必需品，飲用水的品質不僅關係著人體的健康，同時，由於生活品質的提升，水的口感也成爲重要的選擇條件。

水的硬度受水中溶解多價之陽離子的影響而有差別，其中以鈣和鎂爲主要成分，其餘則爲鍶、鋇、鐵、鋁、錳等多價陽離子。此外，水的硬度亦受到pH值的影響而有所不同。一般而言，水的硬度過高（超過300mg/L），除口感不佳外，尚可能引起泌尿系統結石，因此必須煮沸並除去水垢方能飲用。中等硬度的水則因含有適量的礦物質，所以喝起來比較甘甜，而且，若是水中又含少量的二氧化碳和氧，那更是清涼可口。

其實當我們能夠關心水的軟硬問題之時，都應該先感謝一張小屁屁，它的主人是一百多年前出生的小庫利根。正和當年成千上萬個小貝比一樣，小庫利根也是整天爲了紅腫的屁股哇哇大哭。在當時或更早之前出生的小娃娃，每個人所穿戴的尿布，都是被硬水洗得硬梆梆的，小貝比的柔軟屁股，也因此被磨得紅紅腫腫的。不過，小庫利根的爸爸卻不像一般的父母親一樣，只能在一旁心疼自己的孩子，這個剛從房地產界挫敗的父親，卻從孩子的哭聲中嗅到商機；就在那一年，他從朋友哪兒，拿到一種具有離子交換能力的「沸石」，這種沸石可以拿本身的鈉離子，和水中的鈣、鎂離子交換。庫利根用「沸石」製作過濾器，經過過濾器所流出來的水，不但可以讓肥皂的泡沫更容易產生，讓清洗更容易，同時也大量減少了布料裡的顆粒產生，使洗過水的布料不再硬梆梆，不再傷害嬰兒細膩、柔軟的肌膚，這可是最先瞭解水的硬度的關鍵。

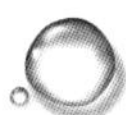

水的硬度標準

即使到今天，很多人家中所使用的水質，還是深受「硬水」所影響，例如，在打開熱水瓶的瓶蓋時，往往會發現瓶身結了一層厚厚的水垢。

這些飲用水之所以會形成水垢，主要是因爲跟水中所含的鈣和鎂等離子有關。當水流經土壤時，會使土壤中的礦物質溶解在水中，例如，石灰石中的碳酸鈣（$CaCO_3$）成分，會在水中形成碳酸氫鈣（$Ca(HCO_3)_2$），白雲石中的碳酸鎂（$MgCO_3$），會在水中形成碳酸氫鎂（$Mg(HCO_3)_2$）；這些礦物質成分在受熱時，會自水中析出，並以結晶的形態與管壁或鍋爐機體結合，形成我們所見到的水垢。而水中鈣、鎂等礦物質濃度的多寡，就成爲區隔水質軟、硬的指標了。

軟、硬水究竟如何區隔？

水質中礦物質濃度的計算方式可分爲兩種：一種是以ppm爲計算單位，另一種是以TDS（Total Dissolved Solids）爲計算單位。而計算水中溶質多寡的單位，最常見的是ppm，1ppm（mg/L）表示1公升（L）的水容量裡，含有1毫克（mg）的溶質。

TDS（總固體量），是指水中所含固體的總溶解量。一般用來作爲水質軟硬、混濁度和濃度的參考值。

水質硬度是以數字來表示，代表1公升的水含有多少礦物質。水硬度計算公式：

〔鈣（毫克／公升）×2.5〕＋〔鎂（毫克／公升）×4〕＝硬度

例如：1公升的水含有50毫克的鈣及3毫克的鎂，其硬度為

鈣50毫克／公升×2.5＝125

＋ ⇨ 137（硬度）

鎂3毫克／公升×4＝12

常用的軟、硬水的指標有下列兩種標準：

其一，以水中的鈣、鎂等離子而言，含量低於80ppm（8度）的水，稱之爲軟水，80ppm～160ppm之間爲輕度硬水，而水中鈣、鎂濃度在160ppm～300ppm間爲中度硬水，300ppm以上爲高度硬水。

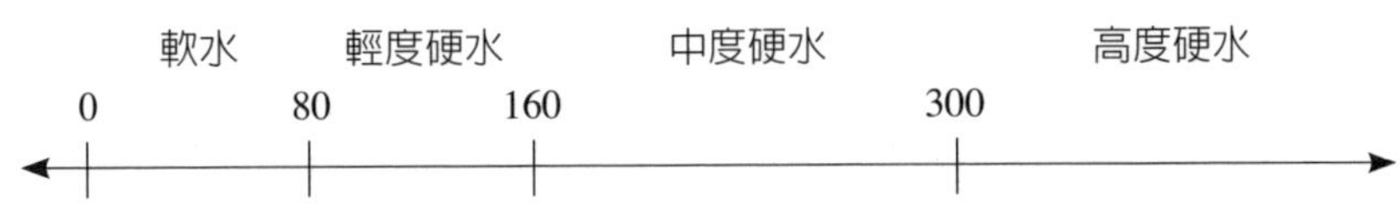

軟、硬水的區分標準

其二，水中碳酸鹽含量較多的水質，在受到溫度增溫的壓力時，會析出鈣、鎂等離子，形成所謂的「暫時硬水」；這種現象有別於不受溫度影響，永遠呈現硬水狀態的「永久硬水」。台灣自來水規範所許可的範圍以水中的總硬度碳酸鈣（$CaCO_3$）計爲每公升含400毫克（400mg/L），總固體量爲每公升含600毫克的礦物質（600mg/L）。

通常視水中鈣、鎂含量多寡來判定其硬度，如台灣中南部及東部地區的水因硬度高而有澀味，硬度越低則水的味道越淡而無味。

水軟硬度表

ppm	mg/L	硬度
0～70	0～70	非常軟
70～150	70～150	軟
150～250	150～250	微軟
250～320	250～320	中度硬
320～420	320～420	硬
420以上	420以上	非常硬

硬水對日常生活的影響

大家或許很難理解家中自來水的鈣、鎂離子的含量有多少，不過就一般大眾的日常使用習慣而言，水的硬度越高，家中熱水器或熱水瓶的卡垢情況就會越加嚴重。

硬水經煮沸後，會產生礦物質沉澱，並形成加熱器的管線「鍋垢」，而用硬水洗滌衣物則需較多的肥皂方能去除汙垢。鈣、鎂離子濃度過高的自來水，在生活使用上也有許多的不方便。例如，硬度過高的水較不容易煮沸，容易導致食物因烹調時間過久而造成口感不佳及營養的流失。

水中沉澱下來的水垢，會影響熱的傳導而造成鍋爐的壓力，這些硬化物質的結晶所形成的水垢，不僅會影響機體的受熱效果，還可能因爲機體內的水溫不足，感溫計不斷要求加溫，最後造成機體溫度過高或鍋爐內壓力增加而釀成意外的災害；這就是爲什麼中南部地區的民眾較常發生熱水器或鍋爐釀災的原因。而水垢的累積還會窄化管線的容量，使出水量變小，造成使用上的不便。

一般家庭所使用的自來水，其水質的軟硬水程度，雖然源自於原水的品質，但是供水的管線設備與過程，也可能造成水中的硬度增高，尤其是硬度越高的地區，其管線的堆積率也相對增高，越容易造成水中硬度物質濃度的攀升。以台灣目前的供水情況來觀測，除了宜、花、東地區，受制於特殊地質環境的影響，屬於永久的硬水區域外，北台灣地區水源，屬於鈣、鎂離子溶度維持在80～160ppm之間的輕度硬水區；中部地區介於160～300ppm之間，越往南走，水質硬度則越明顯增高。過去在鳳山地區所取得的用水，其硬度甚至高達700ppm，這種個別飆高的現象，說明了家庭用水的水質不但受到原水水質的影響，甚至於受制於管槽的設備與品質。雖然水庫的水質可以受到廣泛的監督，但是流出水庫到水龍頭打開的那一段路程，卻是無人可管，也正是汙染源最活躍的一段路程。

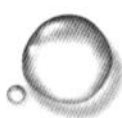 水的軟硬度對人體健康的影響

「硬水好還是軟水好？」這是長久以來一直爭論不休的問題，過去主張軟水優於硬水的人士認爲，水中過高的鈣、鎂離子，可能導致結石性的泌尿病變，因此主張應該全面性飲用軟水，不過近來的醫學研究卻顯示，鈣、鎂成分攝取不足，會造成心血管的疾病。鈣對於血管壁肌肉細胞的收縮有很重要的影響，如果鈣的攝取不足，容易導致血壓升高。與鈣互爲表裡、形影不離的鎂，也是人體中不可或缺的元素。鎂的濃度如果不足，可能導致神經細胞和肌肉細胞的不穩定；另外，根據美國的醫學報告顯示，鎂濃度過低，會造成心率不正常、血管痙攣，以及器官的供血不足等，嚴重時還可能造成心臟病及猝死等。

事實上，水中鈣、鎂濃度的過與不及，都可能造成身體上的負擔。以台灣地區爲例，雖然沒有明顯的統計證實，水中的鈣、鎂離子是構成國人的泌尿系統結石症狀的主要因素，但是淨水器廠商卻反映出，不少南台灣的民衆是基於希望改善相關的疾病而採購飲水設備的。

影響水「口感」的因素除了硬度之外，尙與總三鹵甲烷、氯鹽、硫酸鹽、碳酸鹽和水源產地等均有相當的關聯。當然，小分子水是頗具口感和保健原則的水，但要享用到小分子水，則必須

將自來水做進一步的處理。

根據水質專家們的建議，無論從水中礦物質含量的穩定性對人體的影響，或是從生活的適用性，以及飲用的口感上來說，天然鈣、鎂濃度維持在80～160ppm的水質，是最適合一般大眾使用的生活用水。

專家學者研究「飲用水中的硬度對人體健康的影響」，其結論爲「水中硬度的高低與循環系統疾病的罹患率呈反比關係」，換言之，經常飲用硬水者較飲用軟水者其心血管疾病的罹患率爲低，飲用軟水的居民其中風和心肌缺氧的死亡率爲隨飲水之硬度增加而減少。國內自1996年至1998年期間研究報告亦顯示，飲用水硬度與冠狀心臟病及腦血管疾病的死亡率呈反比關係，此外，有關直腸癌及結腸癌案例分析結果，飲用水中的鈣濃度與其患病風險亦呈反比關係，也就是說，飲用水中鈣濃度愈高，其腸癌罹患率愈低。

總而言之，若水中含有適量的礦物質，對身體保健必有正面的功效。

「硬水」的口感較「軟水」差，國人平日習慣飲用軟水，因此，如果出國旅遊，飲用較多量的硬水，很可能會引起腹瀉。然而，長期飲用「軟水」，會造成礦物質缺乏，其中尤以微量礦物質不足，乃是導致各種慢性病和提早老化的主因。

水中的硬度不但與我們的健康息息相關，同時也對我們的生活帶來不小的影響。雖然我們沒有辦法決斷水庫的供水品質，沒有辦法裁決管槽的設施，但是在水龍頭的這一端，我們卻是可以做好最後的一道把關工作。

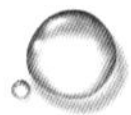 軟化水質的方法

爲了降低水質的硬度，軟化飲用水，目前較爲先進的專業飲水設備，大多採用低鈉型的離子交換樹脂的方式。這是利用水中鈣、鎂等離子與交換樹脂的結合力強過鈉離子的原理，使鈉和鈣、鎂等離子進行交換，達到軟化水質的目的。

由於選用低鈉及可以吸附過多鈉離子的活性碳等多重設備，不但可以穩定水中鈣、鎂的濃度，也可以消除軟化水質的過程當中，可能導致水中鈉離子升高的疑慮。根據檢驗證實，一台好的飲水機所供應出來的水，其水中鈉離子成分僅爲20ppm，如果每天飲用3公升的水，從水中攝取到的鈉離子含量爲60mg，不但遠低於衛生署所建議的每日攝取量1,500mg，就連市售的礦泉水，其鈉離子含量都超過這個標準。

自來水是我們日常中最爲倚重的水分來源，其所含的微量元素非常少，往往連正常人體所需的一成都不到。更有那「焚琴煮鶴」的純水、蒸餾水，把些許存留的礦物質也掃得乾乾淨淨。

人類毫無章法的濫墾濫用土地資源，使得原有人類擁有的美好大地，礦物質不斷地減少，已成不爭的事實。在二十世紀的綠色革命，雖然降低了糧食不足的問題，但留下了難以收拾的爛攤子——地力枯竭，土地內礦物質含量大大地減少。日本食品專家曾做過一項研究，發現日本菠菜在1950年到1982年間，維他命C的含量從150mg降到了63mg，鐵質從13mg降到3.7mg；胡蘿蔔的

鐵質從2mg降到了0.8mg，白蘿蔔從1mg降到了0.3mg。

當人類濫墾的後遺症出現，地力耗盡的結果就是生長出來的蔬果礦物質含量大幅的下降，已經危及人類的健康。我們提出的因應之道，就是從水中大量攝取微量礦物質，以免疾病加身。

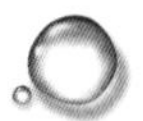

人體需要礦物質的平衡

缺乏礦物質和礦物質微量元素是現代人普遍的健康問題。現今農業用的化肥強調氮、磷、鉀，雖然讓植物快速成長，但卻造成作物缺乏其他礦物質。工業造成的酸雨，使土壤缺少微量元素，在這些土地上生長的作物也自然缺乏微量元素。此外，加工食品的氾濫也造成礦物質的缺乏，因爲加工食品過分精製，往往在加工過程中，造成各類營養素的流失，其流失率可高達80%以上。如果過度食用加工食品及速食，將會造成嚴重的營養缺乏問題。

人們普遍有一個錯誤的觀念。就是人體每日需要補充的礦物質和微量元素應該來自食物而非飲用水。事實上，是每天飲用水應該提供至少25～35%的礦物質和微量元素。

古人僅知飲泉水有益健康和長壽，而不知其故，如今科學昌明，現代人始知有益於人體的泉水是因爲含有多種礦物質，而這些礦物質實爲人體不可或缺的重要元素。人如果長期飲用缺乏適當礦物質的水，則很容易失去身體恆常性平衡，而引發各種疾病。

單就純水或蒸餾水中是無法產生生命的。若非其中溶有適量的礦物質，就不能成爲孕育生命的水。

如果每天吃的食物已經缺乏礦物質和微量元素，又喝蒸餾水和逆滲透等純水，身體缺乏礦物質的情況就會更爲惡化、嚴重。所以，喝純水的人必須補充適量均衡的礦物質。

溶解於水中的礦物質平衡受到破壞時，則會導致下面的情況：

1.抗壓力的抵抗力減弱，易引起頭痛、腹痛。
2.肌肉僵硬，易引起痙攣或抽筋。
3.心情不平靜，導致過度興奮或焦躁。
4.容易感冒，且久久不癒。
5.身體倦怠，能量不足。
6.雖然不吃油膩食物，但是血中的膽固醇值與中性脂肪較高。
7.血糖值容易升高，難以控制。

因而由水溶解所含的礦物質，對人類的生命活動有很大的影響。

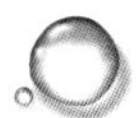

水中應否加氟的迷思

水中氟含量尚未定量

在1962年，美國的公共衛生部報告，飲水中最先加氟的紐約市紐柏區的兒童們，蛀牙的情形比未加氟前略爲增加。在馬里蘭州的巴爾的摩，自1952年飲水中開始加氟，蛀牙的情形反而增加。在波多黎各，飲水加氟之後，不但蛀牙增加，而且有64%

的青少年更因為服用過量的氟，而在牙上形成永久的斑點。同時，氟加入水中後，會有一部分與鎂結合成為氟化鎂而無法經腸壁吸收，導致鎂缺乏，使飲水中加氟的效果適得其反。並且鎂缺乏時鉀就會脫離細胞，因此在水中加氟的地區，患心臟病的機率較高。但是根據澳洲牙科專家指出，常見飲用瓶裝水，對牙齒不利，因為飲用含氟量非常低的瓶裝水以及使用淨水器，因而導致兒童蛀牙不斷攀升。因此，水中氟含量尚未定量，但是，如前所述，飲用含有均衡微量礦物質的水，才是保健之道。

自來水中仍不考慮添加氟

各類水源汙染實在令人有防不勝防的無力感，在頭痛醫頭、腳痛醫腳下，添加消毒劑似乎也成了必要的過程。但基於公眾飲用水應是愈純淨愈好的原則下，水公司對自來水內的添加物也一直持謹慎態度。

氟能預防蛀牙，在醫界與學界長久以來，一直就有是否應在水中加氟的不同意見，但是環保署指出，目前國內每人每天的自來水用量在300公升左右，其中飲用水只有2～2.5公升，如果自來水全面加氟，99%未經人體的水就會經由其他用途流入河川中，預估自然界中每年約會產生20噸以上的氟化物，造成其他環保問題，因此雖然衛生署曾表示，若該地區有特別需要，可由地方政府決定是否需要自來水添加氟來預防蛀牙，但是目前自來水廠為避免其他後遺症，仍未考慮醫界在水中加氟的建議。

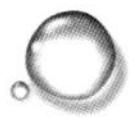 使用銀器可以防止水中微生物滋長

古代歐洲的王侯貴族喜歡使用銀器作爲盛器，並使用銀湯匙或銀餐具，除了爲顯示財富外，也防止被毒殺。

銀會與砷等毒性極強的物質反應而變色，所以，爲預防自己吃下有毒的食物，王侯貴族們會使用銀餐具來防止食物中被下毒。

其實，與其說用銀來測試毒物反應，還不如說是爲了達到滅菌效果，因爲銀離子具有殺菌作用，盛放在銀器中的液體，較不易滋長細菌，而能延長保存期。

7 現代自來水的危機

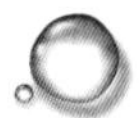

喝錯水有如「慢性自殺」

平均每人每天最好要飲用2,500cc.的水，除了少數限制飲水量的腎臟病、心臟病以及肝病的患者外，醫生皆鼓勵病人多喝水。但是，如果我們在喝水的同時也喝進大量的汙染物，甚至是有毒或致癌物質，我們就得慎重考慮是否應該多喝水了。也許飲用這些汙染水在短期內沒有立即性致命的危險，但就長遠的影響看來，其實它就是「慢性自殺」的幫凶，甚至是元凶。

根據觀察結果發現，國民對於本國水質極度沒有信心，因此各式的淨水器大行其道，瓶裝水充斥市場。然而這些所謂淨化過的水，是否就能保障對身體的健康呢？原則上，我們只能說這類水可以喝，並且有些水能維持生理的各項機能，但是，長期飲用所謂的純水，會導致礦物質和稀有礦物質的缺乏，然而這些礦物質卻是維持生命最重要且不可或缺的元素，如果長期缺乏礦物質和稀有礦物質，就會迫使生命體走向「慢性自殺」的道路。可悲的是，目前的水質不但含有百餘種汙染源，而且又極度缺乏有益身體的各類礦物質，因此，瞭解眞正健康的水質及正確的飲水觀念，爲養生保健最重要的課題。

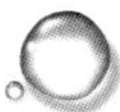

來自「自來水廠」的水並非最佳飲用水

自來水廠以「沉砂池」和「急速過濾法」去除水的雜質，並且爲消除水中的惡臭以及大量的氨、鐵、錳、鉛和微生物細菌汙染，自來水廠必須在水中加入15～80ppm的氯。截至目前爲止，自來水中氨氮的汙染量有逐漸升高的趨勢、自來水中的氯用量勢必也隨之提高。

一般人對自來水不滿的原因，除了「味道不好」之外，最主要還是因爲水中含有細菌、消毒劑和致癌物質、重金屬等多重汙染，很可能是導致疾病的根源。

自來水的汙染來源，有如前述，主要來自人爲的因素，工業廢水、家庭排放的汙水、非法垃圾的傾倒等造成水質逐年惡化，甚至連魚蝦都無從存活，且這些水源，逐漸混入我們飲用的水源中，爲了消除惡臭及腐敗的細菌，自來水廠不得不使用大量的氯，甚至使用工業用的氯，毒性更強。同時爲了快速除去嚴重的汙染，自來水廠多採用「急速過濾法」，此種方法，是使用化學藥品凝集劑快速將浮游物吸住沉澱，如果水源汙濁程度大時，所用的藥劑也相對的增加，同時也影響到原有的水質。

目前，自來水廠的水源，多來自河川，再聚集至水廠進行淨化處理，雖然經過多重去汙處理的程序，但在直接水源已遭過度汙染的情況下，要處理得十分完善極爲困難。

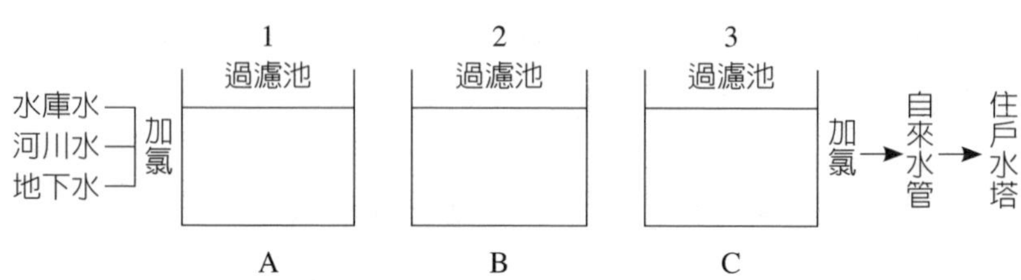

A.第一道：攔物柵清除水中之廢棄物（如樹枝、塑膠袋、寶特瓶等）。
B.第二道：濾網濾除水中之雜物（如樹葉、雜草、紙屑等）。
C.第三道：加入明礬使水中浮游雜質產生沉澱作用。
D.第四道：加入大量的氯以達消毒、漂白之功能。
優點：能將水中大部分肉眼能見之雜質去除，及達漂白和消毒之功能。
缺點：已溶解水中之化學物質及重金屬無法有效去除，加氯消毒之分量不易控制，對人體可能造成慢性傷害。

自來水廠的水質處理方法

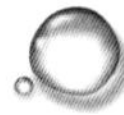

水遭致汙染的原因與後果

有一個謎語是「什麼東西越洗越髒？」，其答案是「水」。水清洗、淨化骯髒不潔的物質後，逐漸變成廢棄的汙水。根據物質不滅定律，在大氣層籠罩之下，地球上的水分不會增多，也不會減少。地球上的生物所賴以維生的水，永遠可以不斷地循環再利用。五百年至五千年前，甚至五千萬年前所使用過的水，也正是我們目前正在使用的水，水只會越來越髒而不會越來越乾淨，因此，人們現在使用的水，其純淨度當然遠不如遠古時期的水。

自許聰明的人類，如可遵循天然淨化的自然過程，而不加重水質汙染源的話，我們還可繼續享有潔淨的水。但根據專家統計的結果，地球上的水，海洋約占97%，兩極冰帽約占2.27%，而河川、湖泊和地下水共占0.73%，而現今人們所飲用的水源絕大部分僅取自河川、湖泊和地下水源，並且在這類水資源上能爲人類經常取得的地方又非常少，因此人類必須重複使用相同的水之頻率極高，水汙染的情況只會日趨嚴重。

目前，台灣水質汙染多半來自用水上游各類工廠所排放出含有化學毒素的工業廢水，以及家庭用水所排放出大量的清潔劑，例如，十二烷基硫酸鈉（Sodium Lauryl Sulfate, SLS）、有機腐蝕物、乾洗店使用的清潔劑如四氯乙烯等。此外，農業和畜牧業所排放出來的汙水，因燃燒塑膠、電纜、輪胎、橡膠以及家庭清潔劑、殺蟲劑所引發空氣塵埃汙染形成酸雨，造成水源二度汙染。可怕的是，這種受到嚴重汙染的水，就是我們賴以維生之地下水或自來水的源頭。

其他如加油站的汽油揮發物，以及車輛排放的廢氣，含有不完全燃燒的多環芳香烴、甲醛、苯、丁二烯和四乙基鉛，醫療廢棄物如聚氯乙烯（PVC）經燃燒後所產生的戴奧辛等，這些物質揮發至空氣中，不但造成空氣汙染，更會隨著雨水降至地面，造成河川和地下水源的汙染。

現代人每天都能享受到自來水的便利，所以常使人們誤會水資源可以取之不盡，用之不竭。其不盡然，在環境汙染日趨嚴重的今天，人類可利用的淡水正在快速減少當中。

據保守估計，台灣至少已有三成以上的水源受到不同程度的汙染，其中又以濁度、大腸菌類、氨氮、鐵、錳、砷等金屬含量最爲嚴重，爲了處理原水的汙染問題，自來水廠都會添加氯爲消

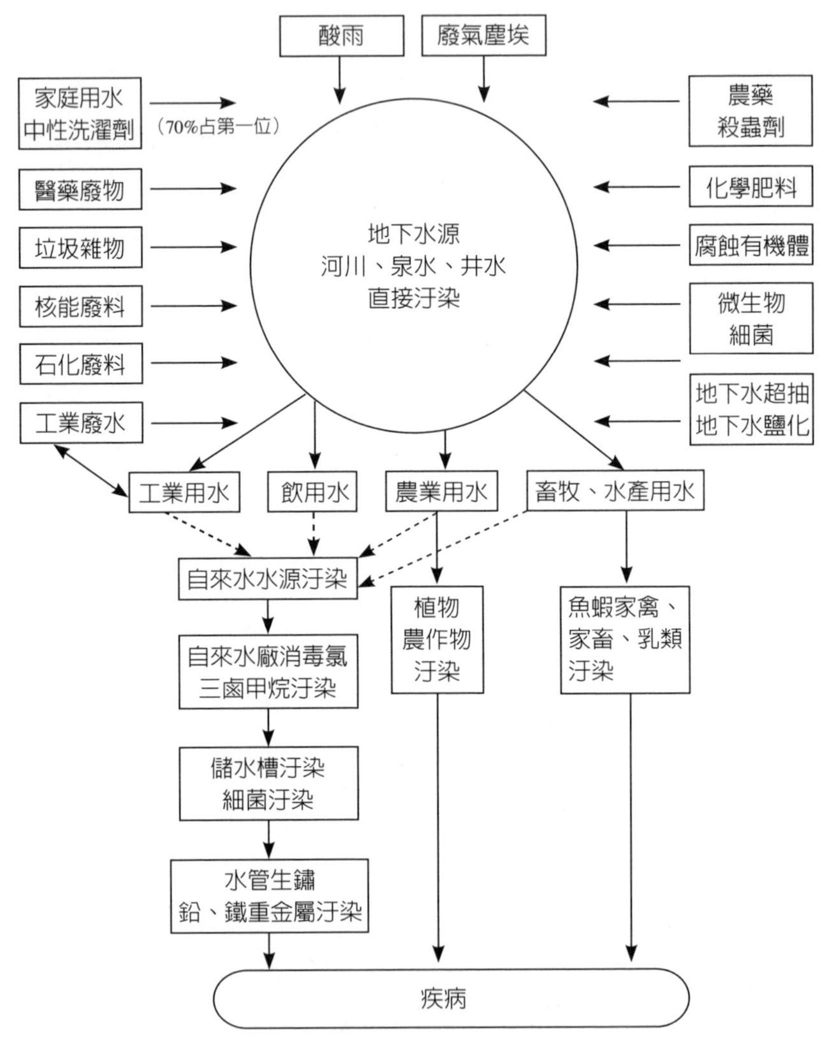
酸雨
廢氣塵埃
家庭用水
中性洗濯劑
（70%占第一位）
醫藥廢物
垃圾雜物
核能廢料
石化廢料
工業廢水
農藥
殺蟲劑
化學肥料
腐蝕有機體
微生物
細菌
地下水超抽
地下水鹽化
地下水源
河川、泉水、井水
直接汙染
工業用水
飲用水
農業用水
畜牧、水產用水
自來水水源汙染
自來水廠消毒氯
三鹵甲烷汙染
儲水槽汙染
細菌汙染
水管生鏽
鉛、鐵重金屬汙染
植物
農作物
汙染
魚蝦家禽、
家畜、乳類
汙染
疾病

造成疾病的水汙染源

毒混凝劑，然而卻因而造成其他衍生物的潛在危機。

水汙染對於人體健康的直接影響

飲用水處理不當，其對人體健康的影響，除沙門桿菌、大腸桿菌、霍亂、痢疾等病菌可造成立即性的疾病外，其他影響均是經年累月所造成的「慢性中毒」，然而這才是最可怕的隱形殺手。

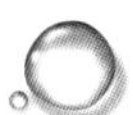 「自來水」水質標準並不完全合乎健康原則

自來水中含氯量增加時，會產生大量的氯和氨氮的殘留結合物——氨胺黃，造成水中含有氯臭味，多餘的氯又會進而產生致癌物質三鹵甲烷。

1998年1月，重新修正自來水的水質標準，其中歸結約有五十六種汙染物質的最高限值，但依據此限制，並不能保證國人的飲水安全。水源一經汙染後，若想完全依賴自來水廠的處理，其結果定會令大家非常失望，尤其是水中不超過設定值的低濃度「微量汙染物質」才是更可怕的殺手。傳統的水汙染問題，僅著重於石綿、殺蟲劑、細菌、重金屬及硝酸鹽等的汙染，但有關工業溶劑、三鹵甲烷的水質汙染以及從水管溶解出的鉛、鋅、鎘、銅等重金屬汙染，以及從塑膠管中溶出的氯乙烯、二甲基甲醯胺（DMF）、丁酮（MEK）、四氯化碳等二度汙染卻無有效的防治規劃，所以，以「自來水」爲飲用水源的國人，只有在慢性毒害中自求多福了。

水中汙染物對人體健康的影響

汙染源	汙染途徑	對人體健康影響	汙染後可能產生的疾病
鉛	配送管線	對腎臟，神經系統造成危害，對兒童具高毒性，致癌性已被證實	腎衰竭、智弱、癡呆、神經麻木、癌症
鎘	工業汙染 地下水	對腎臟有急性之傷害	腎衰竭
砷	地下水	對皮膚、神經系統等造成危害，致癌性已被證實	烏腳病、缺血性心臟病、神經麻痺、癌症
汞	工業汙染 地下水	對人體的傷害極大，傷害主要器官為腎臟、中樞神經系統	腎衰竭、癡呆症、中樞神經病變
硒	工業汙染 地下水	高濃度會危害肌肉及神經系統	肌肉僵硬無力症、神經病變
鋁	工業汙染 地下水	影響骨骼發育及紅血球生長	老人癡呆、貧血、骨再生不良病症
亞硝酸鹽	養殖廢水	造成心血管方面疾病，嬰兒的影響最為明顯，具致癌性	藍嬰症、癌症
總三鹵甲烷	加氯消毒 自來水	細胞引起突變	癌症、流產
三氯乙烯 （有機物）	工業汙染 河水 湖水	吸入過多會降低中樞神經、心臟功能，長期暴露對肝臟、腎臟有害	畸形兒、弱智兒、流產、陰莖短小症、心臟病、肝病
四氯化碳 （有機物）	工業汙染 地下水	對人體健康有廣泛影響，具致癌性，對肝臟、腎臟影響極大	肝病、腎衰竭、癌症
沙門桿菌 大腸桿菌	地下水	病菌感染、腸胃炎	痢疾、腹瀉、嘔吐
微囊藻毒	水庫	致癌性，對肝臟及胃腸造成傷害	腫瘤、癌症、猛爆性肝炎、肝病

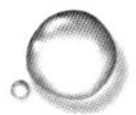 目前台灣的自來水尚不能生飲

台灣的環保署於1989年剛成立時，第一任環保署署長曾就立法院對台灣各地自來水飲用標準所提出的質詢，發表一項由環保署所做的調查報告，其中指出，若要求自來水公司將輸送到每一戶的每一滴水都能達到生飲標準，其所牽涉之範圍實在太廣泛，在此將主要內容簡述如下：

1.自來水的水源（河川、湖泊、井水、地下水等）之汙染防治。

2.自來水公司的設備更新（如採用O_3臭氧消毒，而非加氯消毒）。

3.老舊的輸水管全面換新並定期更換，且立法保護。

4.每一用戶之儲水槽、水塔、水管之定期清洗、保養、維修、更新等。

以上四項內容必須澈底執行並全面實施，方能使自來水達到生飲標準，如有其中一項未能做到，則全功盡棄，故整體工程之浩大及技術之繁複，絕非以金錢及時間所能克服和解決。而家庭用水中，除了1～2%爲飲水外，其他絕大部分皆使用於洗滌方面，因此當時環保署曾提出一套「飲、用分離」的方案，就是將自來水單純用來洗滌，至於飲用水，則需自行淨化過濾，或者至少要經過煮沸才能飲用。當然，經過十多年的改進，台灣地區自來水的品質，已經符合國家標準，但是基於水管、水塔等的保養

清洗不當，自來水的直接飲用問題尚未能完全解決。因此目前所謂的生飲自來水，還必須經過市面上所售各種淨水器和飲水機的過濾處理，才能稍稍安心飲用。

在自來水中加氯是因爲水中生菌問題而導致不得不使用的方法。但因水中氯經加熱後易產生三鹵甲烷，而易衍生飲用安全上的問題。自然界的水中並不含氯，但在自來水廠，因爲避免輸送水時所造成的細菌汙染，需以氯氣加入水中來達到殺菌的效果，所以在自來水中大多都含有氯的成分。一般而言，自來水的含氯量大約從每公升含0.1毫克（0.1mg/L），至每公升含1毫克（1.0mg/L）不等，平均約在每公升含0.5毫克（0.5mg/L）的氯含量。自來水中就因爲加氯的關係，所以才會有消毒水的味道。

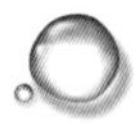

自來水不好喝的原因

破壞自來水味道的物質

導致水不好喝或有怪味的原因，大致可分爲下列幾種：

1.硫化氫：硫化氫是含硫的湖沼或深井等處，因缺乏氧或由於細菌的作用而產生的，會發出如雞蛋腐爛般的臭味。但在淨水處理時，比較容易除去。

2.過錳酸鉀：過錳酸鉀是測試水質的藥品之一，以測定水中的有機物質。含有大量過錳酸鉀的水包括都市中被汙染的排放水以及來自泥炭地含有很多甲酸的水等，這些水都會產生澀味。含太多過錳酸鉀的水，必須以大量的氯消毒處理，而這卻使得水的味道更加惡化。

3.油：煉油槽或加油站的石油外漏，摻入地下水之中，則水就會摻雜石油的味道。在地下水的衆多汙染源中，尤以地下油管及油槽洩漏最爲嚴重，不但汙染水源，還可能造成氣爆、火災等危險。

4.藻類：蓄水池若被汙染，汙水中的養分就會滋生藻類，使水變成藍綠色，並且產生霉味，這種臭味無法以一般淨水處理法去除，因而造成自來水飲用時會感覺有怪味的原因之一。

5.環己烷氨：環己烷氨是製造糖精的原料，也是由工廠排放廢水而來的成分，它與消毒用的氯反應而產生腐爛的味道或橡膠燒焦的臭味。

6.苯酚類：苯酚類雖然與工廠的排放廢水摻雜在一起，但即使只有一點點也會和消毒用的氯起反應而發出極臭的氣味。這是自來水中最常出現的臭氣。

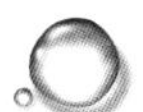

氯的特性與毒性

氯的基本資料

談到自來水中含「氯」，立刻就會聯想到游泳池的消毒水味及洗澡時的刺鼻味。尤其是住在自來水淨水廠周遭的用戶更能感同身受。氯爲氧化性及具腐蝕性之毒性氣體，它是一種鹵族化學元素，化學符號是Cl，原子序數是17。

氯在常溫下是氯氣，一種淡黃綠色的有毒氣體，Cl_2，由兩個氯原子構成。當冷卻到－34.6℃，會變成液態氯（或稱液氯），液氯繼續冷卻到－101℃，就變成固態氯。

氯的基本資料

項目	內容
名稱、符號、序號	氯、Cl、17
同義名詞	Molecular Chlorine、Chloro、Bertholite
屬性分類	毒性氣體、氧化性物質
顏色	黃綠色或琥珀色
形狀	氣體或液體
氣味	辛辣、窒息之臭味
腐蝕性	氯溶於水，具強腐蝕性
反應性	1.大部分可燃物可於氯中燃燒，生成氯化氫等刺激性及毒性氣體 2.在水中非常不安定，易氧化無機物、有機物

氯中毒之症狀

目前全世界各地的自來水，都用氯消毒，但也帶來致癌的風險，長期飲用這種水，等於將消毒劑加入血液中。另外，美、加等國的專家也質疑飲水加氟對身體有害，根據紐澤西州保健部門的研究，它可能與罕見的骨癌（osteosarcoma）有關。

美國國家環境保護局（EPA）曾針對全美113個都市進行自來水氯濃度調查，終於在1978年制定法規，限定自來水的氯含量不得超過100ppb（1ppb=0.1mg/L），隨後歐、日也都跟進這項標準。事實上這個標準也不一定安全，根據美國哈里斯博士的分析，自來水中氯濃度達到40ppb時，每十萬人就有一人會致癌，因此目前歐美地區氯濃度標準已向下修訂為10～25ppb，並且希望達到不再用氯消毒的最終目標。

日本專家花了四十多年研究經皮毒發現，私密處、口腔（黏膜組織）對水中餘氯吸收率是其他皮膚的42倍！那麼「氯」在帶給我們殺菌的方便之餘，剩下來的是什麼？你我每天給身體細胞的水是滋養細胞還是殺死細胞？（《圖解經皮毒》，山下玲夜著，日東書院本社出版）

氯可經由呼吸道、皮膚或誤食等等使人中毒，且氯中毒是屬於急性且高刺激性的，嚴重時可在短期接觸後造成永久性之傷害甚至死亡。

水中的殺手——「總三鹵甲烷」

何謂「三鹵甲烷」？

「自來水」在淨水場加氯消毒的過程中，水中的有機物會和氯反應，形成「總三鹵甲烷」。「總三鹵甲烷」是由最單純的有機化合物之一的甲烷的四個氫原子當中的三個，與氯、溴、氟等的鹵素替換而成的物質。因為是由三個鹵素和甲烷的氫互相替換，因此稱為「總三鹵甲烷」。其中主要的生成物包括有氯仿（$CHCl_3$）、一溴二氯甲烷（$CHBrCl_2$）、二溴一氯甲烷（$CHBr_2Cl$）、溴仿（$CHBr_3$）等，此四者合稱「總三鹵甲烷」

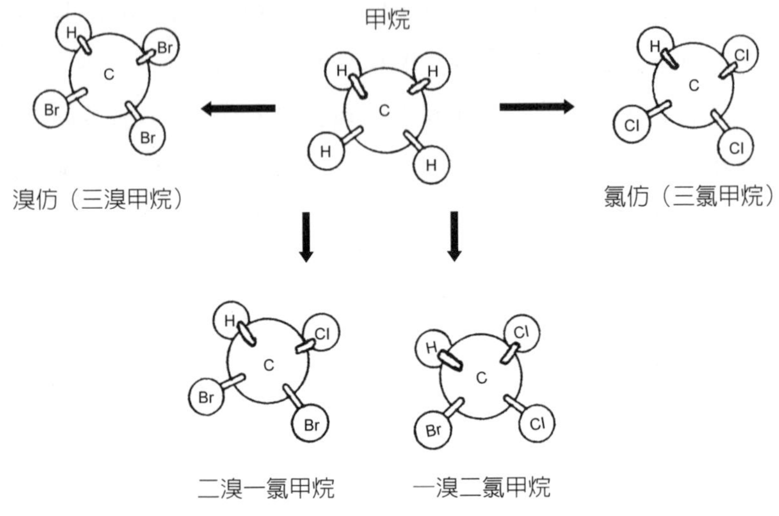

從甲烷生成總三鹵甲烷

（TTHM）。雖然台灣地區自來水將總三鹵甲烷限量至0.1毫克／公升，似乎是達到標準值，但與WHO（世界衛生組織）所設的標準值0.03毫克／公升相比，卻高出3倍之多。

根據美國國立癌症研究報告指出，飲水中的總三鹵甲烷與人類癌症的增加具有絕對的關聯性。因此，我們不可忽略總三鹵甲烷對人體的危害性。其中以「氯仿」最具代表性，也就是俗稱的「三氯甲烷」，是由三個氯原子取代三個氫原子的甲烷。「氯仿」就是我們所熟知的麻醉劑。經由動物實驗證明，總三鹵甲烷不僅是致癌物質，同時也會造成細胞基因生變，因此對其含量限制，絕不能掉以輕心。此外，在水源地帶，過多的藻類在日間光合和夜間呼吸的交互作用下，會產生更多的三鹵甲烷，尤其當夏天水溫升高，pH值較高，以及滯留時間較長的情況下，會導致三鹵甲烷量增加，因此即使自來水廠測試合格，但經長時間滯留於水管中，三鹵甲烷的含量亦有逐漸增加的可能。

如何降低飲水中的氯和總三鹵甲烷

如何避免「自來水中含氯和三鹵甲烷」的致病威脅？唯一的方法就是將自來水煮沸，但要非常注意煮沸的時間與方法。

三鹵甲烷會因水溫升高而逐漸增加，並於煮沸至100℃時達到最高點，此時應打開壺蓋繼續煮沸至少五分鐘以上，使總三鹵甲烷和氯完全揮發。而在水滾後若立刻停止加熱，則適得其反，總三鹵甲烷的量將增加到最大值。此外，用電熱水瓶煮開水，是最不恰當的方法，因爲這只會造成三鹵甲烷量的增加，這但卻又是一般大眾最常使用的方法。爲符合現代人對健康水質的需求，各式強調除氯、除菌等功能的淨水器及飲水機大行其道，雖屬高價位產品，但消費者仍趨之若鶩，畢竟「金錢誠可貴，健康價更高」！

每天飲用含有致癌物質的自來水，雖然不會造成身體立即的傷害，然而日積月累形同慢性自殺，即便我們不願去多想，但這卻是不可逃避的事實。

泡澡和泡菜都要快

自來水中所含的三氯甲烷或總三鹵甲烷經過加溫後，量會相對的增加，這些揮發性的有機物可經皮膚滲入體內。研究發現，因爲泡澡的水量大、水溫高，以泡十分鐘計算，體內氯仿總量中有四成是吸入，三成是經皮膚吸入，三成是喝入，但是如果泡澡時間增加至二十分鐘，則吸入變爲六成，皮膚吸收爲三成，而喝入僅爲一成，這就顯示出在密閉的空間泡澡，經由呼吸和皮膚吸入的致癌物質的可怕性了。所以，奉勸各位，爲了健康而泡澡，如果不想辦法先除去氯的話，並不是個理想的方法，如果一定要泡的話，則要快快的泡，時間不要太長。

此外，自來水中的氯，會破壞維生素C、維生素B_1、B_2及其他水溶性維生素群。如果爲了浸泡水果來去除農藥的同時，水溶性維生素會和氯反應而氧化，以至流失15～30%的維生素C和維生素B群。因此，浸泡蔬菜的時間，也不要太長。因爲實驗報告已經發現用自來水浸泡高麗菜絲十五分鐘，維他命C會流失14.7%，一小時的話就會減少31.8%；而乾香菇浸泡在自來水中三十分鐘的話，維他命B_1也會減少34%；若是將米浸泡於水中十五分鐘的話，則維他命B_1就會減少8.6%。

維他命會減少的原因就是自來水中的氯，因爲氯會滲透到食品中分解維他命C。

不能相信輸水管和儲水塔

1997年8月15日環保署公布該上半年自來水質抽檢結果，發現總不合格率爲0.45%，略較1996年高出0.05%。環保人員表示，根據不合格項目來判斷，造成自來水水質不合格的原因，大部分是自來水管線遭到汙染或是自來水廠淨水操作程序產生瑕疵所造成。同時在該次抽驗中，高雄市自來水竟曾抽驗到致癌物質總三鹵甲烷超過標準的情形，其原因可能為自來水廠添加過多氯來消毒所致。

另外，除自來水外，環保署亦針對非自來水地區進行水質檢測，結果一百八十六件採樣中，竟有六十一件未達標準，不合格率高達32.8%，且多半來自井水、山泉及地下水，並呼籲民眾不要飲用，若逼不得已也要經過煮沸後再飲用。

一般大都市的自來水雖然有經過淨水處理，但往往存在著含氯過高、運送管線大多老舊、蓄水塔缺乏妥善管理等問題；因此，自來水很難眞正達到可以生飲的標準。

有關水龍頭流出的水，或因鐵鏽而呈紅色，或因鋅而呈乳白色。自來水的輸水管路大多已經老舊，加上家庭水塔欠缺保養，常造成飲用水的二次汙染，甚至於早期房屋內的水管仍是鉛管，不斷的釋出重金屬，無形地危害人的神經系統。如果又使用鋁器燒煮食物，危險程度更爲增加。

水槽或水塔經久不洗，其底部沉澱的汙垢會導致藻類繁殖、細菌叢生，即使原水質極佳，但經過汙染的水槽和水塔終究爲致病的「毒水」。

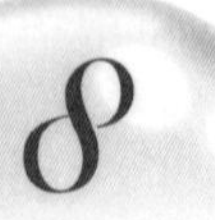

飲水源的新危機——微囊藻毒

依據環保署檢驗所檢驗出基隆新山水庫中，微囊藻數量遠超過世界衛生組織最高警戒等級，恐對人體造成嚴重危害。造成飲用水的安全性令人擔憂。

微囊藻的大小約4～6微米，死亡後，細胞會破裂釋出藻毒，其毒素爲一種腫瘤促進因子，亦爲肝毒素（hepatotoxins），可經食物及飲用水等途徑進入人體；林口長庚臨床毒物科主任林杰樑表示：「微囊藻毒最主要會對肝細胞造成傷害，一次飲用大量的話會產生猛爆性肝炎，慢性的話，即使飲用少量，沒有出現中毒的現象，還是會出現癌症的癌病變。」

根據研究報告指出，微囊藻毒對人體影響甚鉅，會導致肝臟增大、纖維化、出血及衰竭，嚴重者會造成肝硬化，誘發急性肝炎、肝腫瘤或膽囊病變，肝癌、腸胃道癌症的風險大幅上升7倍以上，各種病變都有致死的危機。

微囊藻毒之所以可怕，係因爲其爲水庫常見之菌種，其數量與溫度呈正比，水溫愈高，藻類就會大量繁殖，因此對於位處位亞熱帶的台灣，是絕對不可不防的隱形殺手！再者，藻毒無法透過自來水廠大量加氯消除，反而還因殺死微囊藻導致其死亡後釋出更多的藻毒，甚至無法透過煮沸來消除其猛烈的毒素。唯有能吸附化學毒素的優質淨水器，才能提供安全的飲水。

9

淨水器的種類與淨水原理

淨水器的功能好壞不能以價格高低而定

自來水中含有多種有害物質，要降低這些物質的含量，採用淨水器應該是比較有效的方法。不過，市面上淨水器種類繁多，讓消費者難免不知如何選購，甚至誤以爲價格越貴的越好。事實上，購買昂貴的淨水器不見得眞正合乎需求。

水能孕育生命和滋養身體，因此應具備許多能夠滿足人體生理需求的良好條件，並非潔淨無菌就符合所需。以淨水器流出的健康好水必須具有可以檢驗認證的有利健康條件，而且經過許多人長期飲用，證實確實是有益健康的好水。

市面常見的淨水材質

市面上一般家庭的淨水器常用的材質與裝置包括有：

麥飯石

麥飯石爲最常用的淨水裝置，因其具有離子交換功能，可吸附水中重金屬、雜菌、有機汙染物質與無機鹽類，此外，還有乾燥及防腐等功能。

活性碳

活性碳是最早風行的淨水濾材，它是將木材鋸屑、木炭或椰子殘渣等碳化製成，一般可分爲粉狀和粒狀兩種。

活性碳的吸附力很強，因此可以過濾水中雜質、重金屬及水管中的鐵鏽，消除氯氣產生的臭味，以及濾除致癌物質三鹵甲烷。不過，使用時間一久，活性碳濾心很容易產生細菌，所以當已屆臨使用期限，或是濾心顏色變黃、淨水流量較小時，就要及時更換。

活性碳又可分爲一般型活性碳和加銀活性碳。尤以加銀活性碳更能有效地防止細菌繁殖，因爲銀是一種天然的抗生素。

離子交換樹脂

離子交換樹脂多爲一球狀體，以中空絲膜的管狀細線做成。藉由不同功能的樹脂球來吸附水中的雜質及汙染物，就能淨化水質。由於是藉由鈉離子來交換水中的鈣離子或鎂離子，從而使水質軟化，而一個二價的鈣離子或鎂離子，需要用兩個鈉離子才能取代，因此用這種方法處理水，很容易使水中的鈉離子含量增加。

患有高血壓、腎臟及心臟疾病等慢性病患者，最好不要使用這種單一種濾心，因爲水中鈉離子量過多。此外，樹脂本身也不具殺菌效果，故必須定期清洗、更換濾心，以免細菌滋生。

陶瓷濾心

陶瓷濾心是以混合黏土及礦石等粉末，燒成球狀或板狀的濾心。由於黏土及礦石組合比例不同，加上燒製溫度的差異而產生不同功能。當水流經陶瓷濾心時，陶瓷和陶瓷之間會因摩擦碰撞，產生電氣和磁場，大水分子團減小成爲小分子團，並以陶瓷的金屬離子作用，產生殺菌力。

陶瓷濾心的缺點是不能完全去除水中的化合物質，而且必須經常清洗、保養，以免滋生細菌、積聚雜質，影響淨水功效。

精密陶瓷多半採用0.7～0.8微米孔徑的精密陶瓷濾材，可以過濾大腸桿菌及其他水中微生物等有害物質。大腸桿菌之大小約1.0微米，因此陶瓷孔徑不得大於1.0微米，方能有效過濾水中細菌。

磁礦石

磁礦石除具有離子交換的特性外，亦可濾除水中的化學毒物、活化水質，並能溢出多種物質。

磁力場磁化

依據地球南北極天然磁場的設計原理，採用靜電陰極撞擊產生2,000高斯磁性，使水磁化並分化「大水分子」，將水分子變小增強其溶氧性和滲透性。但無殺菌能力。

臭氧

臭氧又名活性氧，以希臘拼音爲OZONE，代表「新鮮氧氣」

的意思，是一種淡藍色氣體，存在地球表面的大氣層中。少量的臭氧透過陽光紫外線照射，存在於森林、海濱和瀑布山泉間。

臭氧的分子式爲O_3，由三個氧原子結合而成。臭氧分子極不穩定，與水衝擊反應後，產生高氧化力的氫氧基（OH^-），而氫氧基易溶於水，可強化水的電荷動能，增強水的淨化功能，同時，臭氧本身具有快速氧化的功能，殺菌力是氯的600～3,000倍，而臭氧反應完畢後，即刻還原成氧氣，不會殘留，更不會造成二次汙染。

$$O_3+2H^++2E\rightarrow O_2+H_2O$$
$$O_3+H_2O+2E\rightarrow O_2+2OH^-$$

臭氧因同時具有殺菌、解毒、保鮮、漂白、除臭等多重功能，因此非常適用於空氣及水質的淨化。

自來水廠當然也瞭解臭氧的淨水強效，但是因爲造價過高，不符合經濟效益，因此，只能以低成本的「氯」來進行水的消毒。

但是使用臭氧，必須遵照說明，不可擅自增加臭氧量，反而導致傷害。

中空絲膜

中空絲膜是像通心粉一樣的管狀細線，壁面上有無數個直徑只有0.1～0.01微米的超微細濾孔，由於它的孔徑比細菌小許多，因此可以去除大腸菌、赤痢菌、結核菌和化膿菌等大多數細菌，並能過濾黴菌孢子、微粒雜質及水管生鏽造成的紅繡汙濁物質；

相對的，它的孔洞又比熔解的礦物質大，所以仍然能夠保留礦物質。不過如果水源中有重金屬類，也一併留存在水中。

中空絲膜沒有脫臭能力，無法去除自來水中的異味；對於極微小的病毒，中空絲膜也無法濾除，因此市面上的中空絲膜淨水器多搭配其他淨水機能以為輔助。

紫外線

利用紫外線燈管產生短波紫外線，來消滅水中的細菌、黴菌和藻類，從而達到消毒的目的。由於沒有添加任何物質，所以水沒有異味；不過如果水質混濁，殺菌效果就會大打折扣。另外，燈管也需要定期維護，以免失去作用。

遠紅外線

係利用多類礦石的組合，以產生電磁波，使水分子產生共鳴震動及活性，同時也可使水分子團變小、溶氧量變大。

RO逆滲透

RO逆滲透方法是相當流行的淨水方式，它的原理是施加比滲透壓更大的壓力，讓水通過半透膜，從而去除水中雜質和礦物質，因此所得到的是接近蒸餾水般的「純水」。

10

飲用水的種類

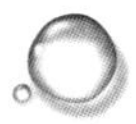

RO逆滲透水

何謂「逆滲透」？

逆滲透法是由美國科學家Sourirajan所發明，最初用於海水淡化系統。他在無意中發現海鷗在海上飛行時，能直接啜飲海水而感到不解，後由解剖研究中發現，海鷗體內有一層薄膜，能利用壓力將海水擠入體內而變成淡水吸收，剩餘吐出的則是更濃的海水。

RO逆滲透膜是由三醋酸纖維素（Cellulose Triacetate）所製成孔徑0.0005微米，約1/20,000,000公分。RO逆滲透膜分為CTA及TFC兩種。CTA能過濾水中的氯，TFC則能過濾一般水中的細菌。但是在42℃以上及4℃以下時，RO逆滲透膜會破損。

逆滲透原理

逆滲透（Reverse Osmosis, RO）可有效濾除水中鹽類（如鈣、鎂等鹽類）、重金屬、化學殘留物和菌體等達95%以上。運用RO逆滲透原理的各種科技，包括：海水淡化系統、洗腎機、太空人飲用水、生化製藥、飲料和包裝水的處理，並且廣泛應用在家庭過濾水上。

逆滲透原理主要是讓溶液透過「半透膜」（這種對透過物質具有選擇性的薄膜，只能透過溶劑而不能透過溶質），簡單來說，一個由低分子領域向高分子領域移動的現象，稱之爲「滲透」，它是自然界中的一種物理現象。反之，一個由高分子領域往低分子領域移動的現象，則稱爲「逆滲透」。再如當我們把相同體積的較稀溶液（如淡水）和較濃溶液（如海水）分別置於同一容器的兩側，兩溶液的中間以半透膜阻隔，如此，溶液中的溶劑就會穿過半透膜而流向較濃溶液的一側，因此濃溶液側之液體的液面就會比稀溶液體的液面高出一定的高度，形成一壓力差，以達到滲透平衡的狀態，此「壓力差」就稱爲「滲透壓」。

半透膜的性質與滲透壓無關，影響滲透壓大小取決於溶液的濃度、種類和溫度。若是在濃溶液側施加一個大於滲透壓的壓力時，則濃液中的溶劑就會流向稀溶液側。這種由濃溶劑流向稀溶劑的方向，與原先所述的由稀溶劑流向濃溶劑側的方向剛好相反，此種過程稱之爲逆滲透。簡言之，逆滲透是一種在壓力驅動下，借助半透膜的「選擇性截留作用」，將溶液中的溶質與溶劑分開的分離方法。

何謂「RO逆滲透水」？

所謂「RO逆滲透水」，即是運用前述逆滲透原理，以一層

「超薄半透膜」（膜上有無數個小孔，每個小孔的孔徑約為一億分之一公分），濾除原水中超過上千種且肉眼不易看見的雜質，製成保留微量礦物質離子的水。因此原水中之農藥、清潔劑、化學毒素、重金屬、細菌、動物糞便以及所產生的異色和異味等均可去除，同時藉由逆滲透壓，還可將汙水經汙水排放口排出。此種借助自然有效的物理分離方式，達到除去水中之汙染的水就稱之為「逆滲透水」。目前台灣地區家庭普遍使用的淨水器以及大量提供的飲用水，大多採逆滲透方式。

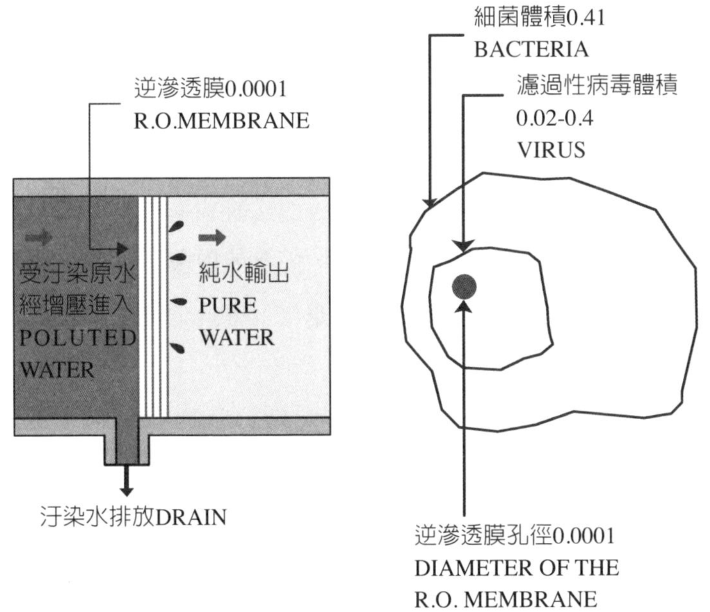

逆滲透淨水原理解說圖

感謝普康興業（股）公司授權提供此資料

逆滲透純水完全不含任何礦物質，長期飲用對人體會造成養分供應失衡的危險。

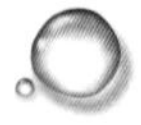

電解水

電解水生成器的製造原理

市面上五花八門的淨水器，實在多得令人無法選擇，但是因爲民眾對公共水質的不信任，所以對淨水器的需求亦大增。在種類千奇百異的淨水器中，用戶使用率最高者，當屬電解水生成器，經其分離過濾的鹼性離子水和酸性離子水，具有特殊保健的功能。

在正常情況下，水電解之後，在陰極會產生氫氣，陽極會產生氧氣；一般水中游離的氫離子與氫氧離子，可以自然交換進行中和作用，水的酸鹼值則保持中性。而水經電解時，如果使用隔膜或鹽橋，刻意阻止離子進行交換，使水的酸鹼值改變，同時也造成氧化還原電位變化、解離常數變化，如此即產生了所謂的酸性水與鹼性水。

電解水生成器的製造原理是以分離膜爲媒介在水中施以直流電壓，而分離出鹼性水及酸性水。由於水中的鈣、鎂、鈉、鉀等礦物質多聚集至陰極，氫氧離子（OH^-）增加而成爲鹼性水；氧、硫、氯等則被引至陽極，增加氫離子（H^+）而生成酸性水。陰極水因溶含較多礦物質，成爲適合飲用的鹼性水；陽極產生的水則爲酸性常當作美容、消毒用的收斂水。

電解水生成器的電解槽內安裝陰極和陽極的電極，當電流通過電極，溶解於水中的陽離子則跑向陰極，陰離子則跑向陽極，各自附著於電極處，然後將此兩種不同極性的離子水分開，由不同的導管流出、收集，這就是電解水生成器的主要原理。

水經電解後，陽極氫離子濃度極高，且出現的大部分爲氣體（氯氣、氧氣等），其中部分氣體溶入水中，而成爲具有酸化力的離子，由於酸性的正體是氫離子H^+，所以H^+愈多，酸性就愈強，由此陽離子就會產生酸性水。相反的，陰極的酸性正體H^+較少，鹼性正體OH^-較多，所以鹼性就愈強，再加上離子交換後，鎂、鈣等離子移至陰極，有機物質就會聚集在陰極產生鹼性水。

電解水是利用物理作用產生，可以使大分子的水變成小分子，使得人體細胞更易於吸收，而水分子的改變，已經可以經由核磁共振的分光法來證明。

電解水中的鹼性水和酸性水

鹼性水的pH值約在8.5～10.0之間，且因其爲小分子水，利於人體吸收，且能夠消除腸內的異常發酵，因此有健胃整腸，及制酸的效用，同時，經離子化的鈣、鎂、鉀與鈉等礦物質，更容易爲人體吸收、利用。酸性水的pH值約在4.0～5.5之間，具有收斂、洗淨和殺菌的效用，是最天然的收斂化妝水。而其超強的洗淨力，更可用於洗髮、泡澡、清洗餐具等。

電解水原爲醫療用水

在1950年代，日本醫院中，醫生爲治療血酸過高、痛風、皮

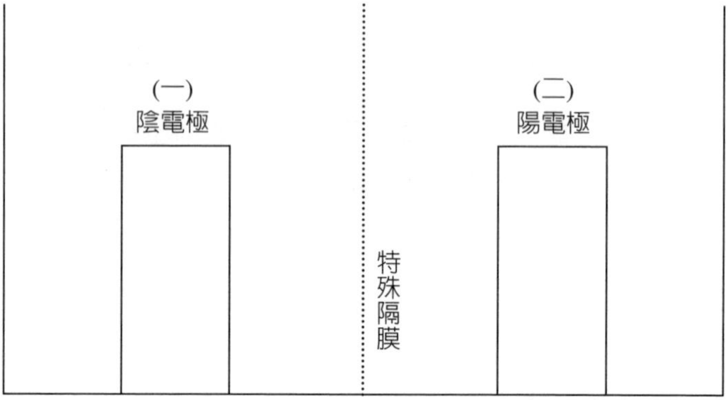

(一)
陰電極

特殊隔膜

(二)
陽電極

陰極水
陽離子水
鹼離子水
（含鈣、鎂、鉀、鈉等陽離子）

陽極水
陰離子水
酸離子水
（含氯、碳酸、硫酸等陰離子）

美味飲料水

還原作用：可以使物質軟化。
熔解力強：具有溶解物質並可將廢物排出，引出食材本身的味道。
導熱良好：熱的傳導快速，可縮短沸騰時間。

收斂水

收斂作用：收斂肌膚。
洗淨力強：具有漂白、亮麗功效。
除菌能力：抑制發霉和抑制雜菌繁殖等作用。
導熱良好：與鹼性離子相同。

電解水效應圖

膚病、燒燙傷病患等病人，把水經過電解後，由負電極所產製帶正電位的鹼性離子水，可以幫助身體細胞內外液過酸，使痛風或血酸的病患，因飲用鹼性水幫助細胞快速酸鹼平衡，讓身體恢復正常，而罹患皮膚病、燒燙傷的病人，需用正電極所收集到帶負電位的酸性離子水洗濯皮膚，加速治癒病人皮膚病、幫助傷口修復，是醫院中在醫生指示下，利用電解水來醫治特殊病患。

利用電解水機產製具絕對質的酸性或鹼性水，需在醫院中由醫師指示下使用，若無醫生指示，不宜長期飲用，否則矯枉過正，反而對身體有害。

電解水機因所電解的水源不同，會產製出完全不同標準的電解水，山泉水、自來水、礦泉水因地緣關係不同，水中所富含的礦物元素就有所不同，經同一款電解水機產製的電解水就會完全不同，所以水中原本就缺乏的礦物元素，不會因電解水而增加，用於電解水的原水，一定是要達到生飲條件的自來水，千萬不可用地下水、山泉、礦泉水，或是硬度過高、受汙染的自來水，否則有毒的重金屬，如鉛、鎘、汞等也會跑到陰極，飲用的人等於在喝重金屬濃縮液！

多功能性的淨水

市面上的淨水器很多，例如逆滲透、紫外線或臭氧殺菌、電解水、蒸餾水等，都以改善水的衛生與安全為主，並未考慮到水的健康品質、水中的礦物質、表面張力、溶氧量、水分子群的大小、滲透力、氧化還原電位、波動能量等項目，因此，市面上還有許多淨水器結合多種方式，例如活性碳加上中空隙膜，以截長補短，製造出更理想的水質，是爲多功能性的淨水。也有些淨水器會添加天然的麥飯石、貝化石或沸石作爲輔助過濾器，或是添加珊瑚化石以增加水中礦物質含量，如此也可以生成弱鹼性的水

常用淨水法之優缺點比較表

淨水方法	優點	缺點
1.粗過濾	為時下一般所使用之過濾器，僅能除去5μ以上之微粒，如細砂、汙泥等。	無法去除細菌、濾過性病毒、重金屬、農藥等。
2.活性碳過濾	可去除有機物、臭味、色素、氯（漂白水），改善味道。	無法去除細菌、濾過性病毒、重金屬、農藥等。
3.離子交換過濾（軟水器）	可使硬水變軟水，只能去除部分金屬離子。	水中含鈉較高。易繁殖細菌，且農藥無法去除。
4.煮沸法	為傳統方法，僅可達到殺菌的功效。	浪費大量能源。
5.紫外線殺菌	純粹為殺菌作用。	無法改善水質。
6.蒸餾法	所製水因脫氧口感差。	浪費巨大能源。農藥、微粒、膠質去除效果差。
7.RO逆滲透過濾	口感較佳；可將水中細菌、微粒、重金屬等消除淨化，可直接生飲。	水中所含的微量礦物質亦被過濾清除。
8.臭氧	殺菌、消除異味，可去除大部分汙染源。	無法除去重金屬和水中微粒。
9.電解水	可分成酸性與鹼性兩種水。	不適長期飲用。

質。更有優質的淨水器加添上含有波動能的礦石，製造出含有能量的小分子水。

水分子團接收到微弱的能量時就會產生變化，所謂微弱的能量包括有振動、壓力、電壓、電流、磁石、電磁波等，目前市面上所賣的多種淨水器就是利用這種微弱能量使水的狀態包括水分子團產生變化而來。一個優質的淨水器，除了能產生有益人體的小分子能量水外，更應能保持充分的礦物質。同時其濾心材質來源明確認證齊全，坊間有許多淨水器使用來路不明之材質作爲淨化濾材，有些可能會有殘留重金屬或其他不明物質。因此選擇具有安全認證的濾心材質過濾水質，才能確保最基礎的飲用水品質。同時要確保過濾水質通過安全檢測，過濾後的飲用水需有第三公正單位檢測符合飲用水標準者，才能確保消費者的飲用安全。

除此之外，好的淨水器應該無需插電排放廢水，以天然過濾工法，以物理性的方式做最自然的淨化，而非以用電壓力來作強制或是強制殺菌。正如前述，優質淨水器需保留天然礦物元素，如世上的長壽村飲用水，保持水中最原始的礦物元素，因水經過長途水循環所攜帶的多種微量元素及礦物元素，皆非一般固定在某處生長的食物中所能輕易獲取的。

特殊飲用水的效用

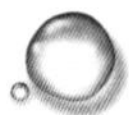 磁化共振水為現代醫學的「水明星」

美國太空總署提供太空人飲用的水是一種磁化共振水。歐美國家許多運動飲料都經過磁化處理，同時，許多瓶裝乳品也運用磁化使其保存期限增長。然而由於生產成本較高，目前台灣尚未採用。

美國《電子醫學雜誌》（*American Journal of Electromedicine*）早在1996年就發表傑利．吉可生醫師（Dr. Jerry Jacobson）報告以最新形式的磁化共振原理，使生物體內的電磁波獲得極微弱低頻率的電磁波感應，進而促進生物體能，使細胞自行活化，可達預防保健、甚至減低病痛的功能。

磁化共振水即是基於此原理的先進科技產物，也就是應用磁振器（Jacobson Resonance）所研製的磁振水。此類使用電場型的水處理器，因爲在水中注入微弱的能量，而使得水分子集團變小，其原理與電流分解原理非常類似，而其製成的水，應都屬於正極磁化水。

磁化共振水的應用原理

水分子在容器內的流動是任意亂射的，但是經過飲用、注入生物體後，則受到蛋白質電荷的影響而「秩序化」，因此在生物體內水分的運動，不再是盲目無序，而是順應生物體內蛋白質電荷的流向，形成有規則的流動。

磁化共振水經特定安全電磁場的切割及頻率振動後，水分子團（H_2O Cluster）變小，水的活動性增強，排列有秩序，硬度降低，含氧量、溶解度和滲透力均大幅提升，因此極容易被吸收，換言之，磁化共振水在生物體內，能快速進行各項生理作用。

美國多所大學臨床研究已證實：「磁化共振水」進入活細胞內的吸收率，要比一般礦泉水快30倍。

研究「磁化共振與自然醫學之重要性」的機構非常多，對於磁化共振水做過深入研究的學術團體和研究結果包括有：

1.美國康乃爾大學醫學院（Cornell University Medical School）研究報告指出，磁化共振有助於生物體神經組織的再生。
2.美國麻省理工學院（MIT）實驗證明，磁化共振對於生物體有特殊效益。
3.美國奧克拉荷馬大學保健科學中心（University of Oklahoma Health Sciences Center）有多位學者教授從事磁化共振水之研究。

4.中國廣東大學研究證實，磁化共振水可增強消化酵素對食物分解的速度。

磁化共振水的應用

磁化共振水的應用是多方面的，列舉如下：

1.由於磁化共振水分子團愈小，愈能迅速滲入舌部敏感的味蕾，水的小分子團，其吸收、滲透力之高及甜美的口感，遠勝於市售之礦泉水。

2.磁化共振水應用於運動飲料（Sports Drinks）方面，可使其中的鹽類、礦物質、糖類及維生素等加速吸收，解除口渴與疲勞，並加速體能的恢復。

3.磁化共振水可使服用的藥物加速吸收，增強藥效，適合醫院、藥房使用。

4.磁化共振水可使化妝水或保養乳液快速被皮膚吸收。

5.磁化共振水可延長流質食品或果汁等飲料的保存期限。

6.長期飲用磁化共振水，可促進消化道的吸收及肝臟廢物的排出，並能清除血脂肪、強化組織細胞帶氧性、增強體能、集中精神、改善失眠、免除焦慮、促進新陳代謝、活化生物體內酵素、改善體質、增強免疫力等。

7.能縮短外傷及皮膚病的療程，因此「水療」所用的水，以磁化共振水效果最佳。

8.以磁化共振水漱口，能去除口臭，預防牙結石和牙周病，用於口腔保健頗有助益。

9.以磁化共振水澆灑植物，可促進生長，使其枝葉茂盛。

10.磁化共振水可增加水產養殖業的產量，並降低瘟害。

生化陶瓷杯磁化水也是小分子水

生化陶瓷爲近代自然療法技術所研製的保健輔助品，在其特殊設計的磁場作用下，可使水分子團分裂變小，形成小分子水，因此水的活性增大、硬度降低、含氧量增加、溶解度及滲透力也大爲提高，而由於水分子團愈小，愈能迅速滲入舌頭的味蕾，亦會使水的口感增加。

由核磁共振儀（NMR）可測試出水分子的大小。當磁化水進入人體後，能迅速被組織細胞吸收，產生同步共振現象，增強人體生物膜的通透性，故而能夠活化酵素，增進營養成分和微量元素的吸收，加速細胞內養分與廢物的交換。

市面上生化陶瓷杯的種類非常多，價格差距也相當大，坊間廠商順勢推出附加磁化功能的淨水器，不但能淨化水質，亦使水分子變小，利於吸收磁化水。

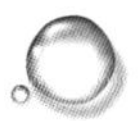

負極磁化水是養生之水

所有生物體都有其自身的磁場

地球繞著太陽公轉同時自轉。地球自轉時相當於發電機的線圈，在地殼部分形成磁場，其磁場凝聚於南北兩極，與太陽之間保持平衡。我們在南北兩極所見的極光，就是由太陽所傳送的電波，太陽風也就是磁氣的作用，換言之，磁氣是由陽極（正極）和陰極（負極）所構成。而磁氣和磁場的產生，是由各種元素形成的氣場不斷迴轉所凝集而成。

地球在太陽系中運轉，形成一個小型的磁場，古代黃帝發明的指南車早已印證地球本身就是個磁場。而各種元素之所以會產生磁氣和磁場，主要來自於各種元素的原子結構。以最簡單的物理原理解說，原子的結構主要包括原子核和電子，原子核內又包括質子和中子；質子所帶的電荷為正電荷，而圍繞在原子核外以逆時針自轉的電子則帶有負電荷。同理，地球與太陽之間所產生的磁場，亦以太陽為核心，地球繞著太陽進行逆時針自轉，有如太陽帶正電荷（是超強的正磁場），地球帶負電荷（是強大的負磁場）。既然各種元素，皆由不同的原子所組成，並且都帶有正負電荷，那麼，所有生物體，包括：人類、動物、植物以及微生物、細菌也都有其自身的磁場，並且受正、負極磁場的影響，產生不同的效應。

正極磁化水和負極磁化水與人體的關係

水分子間因為水分子的極性，以及水分子氧鍵負電荷大於氫鍵正電荷的緣故，所以，每一個水分子有如一個小磁石並具有相當的活性，而經由正、負極互相結合，也很容易受到外在賦予的能量，產生新的組合。

生物體中的植物類含水量超過85%，即使是低等動物含水量亦超過80%，而人類體內的含水量則有70%，這些水分子多半存在於生物體的細胞組織內。就人體而言，這些數量高達上億萬的細胞內，含有上億萬個水分子，每個水分子都具有正、負磁極極性，在人體內形成微弱的電路網。根據科學驗證，健康的人體其所帶的體電必須呈高負電位，因此，人體若長期接受正磁場之作用，例如長時間白天工作，而夜晚遲睡，無法得到充分的休息，人體內水分子中的氫鍵端會加強，則體內水分呈現帶正電的情形且會產生正磁場效應，因而導致精神緊張，產生壓力、細胞興奮而耗氧、體液酸性化、人體體內的負電位逐漸減弱等，如此，細胞的代謝功能就會受到影響，而導致各種慢性病、腫瘤或癌症。

由上述可知，水的磁化極性，對於人體的健康與老化過程擔負著最重要的影響力。正極和負極磁化水，對人體均有其特定的效應。因為正極磁化水的表面張力低，溶解度高，因此可加強人體對藥物或營養素的吸收，並且能防止水垢，淨化水質，可提升畜牧業或水產業之生產效率。長期使用正極磁化水，雖可加速細胞動能但也會促使細胞加速老化，因此，具收斂性、帶負電、表面張力強、能產生拉力、有鎖定抑制作用、使水鹼性化，並能讓水的氧鍵端之負電荷提高的負極磁化水，才真正適合長期飲用。它不但能協調正常的代謝功能，並且能與生物體本身的磁場頻率產生共振，尤其是在靜坐或冥想或熟睡時，人的腦波呈 θ 型或 δ 型時，身體內的水更有活力，因此血液、淋巴液和荷爾蒙等體液的振動頻率，能促使細胞復甦，淨化並加強各種生命現象。

負極磁化水好養生

生物體居住在地球磁場中，受到正負極磁氣的作用，也同樣具有正極和負極能源互相調和的功能，一旦體內磁場平衡出現障礙，生理就會失調，病痛與老化就逐漸形成了。因此維持生物體磁場能源順利運行是健康長壽的首要條件。如前所述，一般淨水器或特殊處理的水或能量水，多為雙極同時存在的磁化水，所產生的爲正磁場效應的小分子水，如果需要改變成負極磁化水，方法很簡單，只需將水放在單極磁石的負極面約半小時就形成小分子的負極磁化水，或是將有水的容器放在單極磁石的負極上，以長匙或長棒向順時針方向攪拌五、六十次就會成爲負極磁化水。在此所談到的單極磁石，是磁鐵經過特殊處理後，其指向南北方向的極面比一般磁鐵面積大出許多，其指向南極方向的爲單極磁石的正極，可以形成正極磁化水，而指向北極方向的爲磁石的負極，將水置於其上則形成負極磁化水。

每人每天至少需要飲用1,500cc.以上的水，因此飲水的品質和功能都需兼顧，眞正的好水，無論應用任何方式淨化，都必須含有足夠的微量礦物質，並且具有負磁極能量的小分子水，這樣，才能確保人體中體液的正常化，達到養生防老的目的。

奈米原能水是二十一世紀的健康水

「奈米原能水」或是「納米原能水」是以最新奈米科技激動水中的氫原子和氧原子，使水分子更爲活躍，且能釋放出其中多餘的溶解物質和氣體，達到水質淨化和活化的功能。

奈米原能水的水分子爲磁化的小分子水，且具有消毒、殺菌、水質軟化、口感佳等效果。此外，以奈米技術製造的水含有包括：鉻、鈷、銅、碘、鐵、鉬、硒、鋅、錳、氟、鎳、矽、鋰、鍺、鈦、鍶、銀、鎵、釩等人體必需的微量礦物質，所以，「奈米原能水」可說是二十一世紀「水的新紀元」，相信無論科學界或是醫學界將會逐漸發現，奈米原能水是健康養生的第一要件。

奈米科技突破傳統製造方法，從物質的最基本單位——原子和分子層次來操控物質，組合出極其微小的新材質。

目前，奈米水的技術已經更進一步研發至新鮮果汁和蔬菜汁的能量儲存和吸收利用方面，其中最主要的技術還是在於水分子動能的改變。奈米科技，是二十一世紀最尖端的科技，也是最創新的思考領域——人類可以操控原子和分子＝人類可以操控生命。

「奈米原能水」也就是人類操控健康的新里程碑。

12

市售包裝水的種類

包裝水的規範

目前市面上的包裝水琳瑯滿目，讓人看得眼花撩亂，並且分不清楚其中的各項差異。根據中華民國經濟部標準檢驗局對於包裝水的規範共有兩種，分別爲CNS 12700的包裝礦泉水，及CNS 12852的包裝飲用水，而此兩種瓶裝水的最大差異即在於其水源出處及製造時除菌、滅菌的方式。

包裝礦泉水

一般市售的礦泉水多屬於此類，國家標準對其的定義：「礦泉水藏於地下，由自然湧出或人工抽取的天然水源中取得，其水質應符合主管機關規定。」包裝礦泉水的製造過程要求比較嚴格，從原水到成品均不得添加任何物質，除了採用物理方式過濾除菌之外，僅得以85℃加熱三十分鐘、紫外線照射及加臭氧且不得加氯等方式處理，以免破壞礦物質等天然成分。

包裝飲用水

是沒有限定水源的水，水源可採自地表水、井水、地下水，甚至一般的自來水當作原料水源。

包裝飲用水的製造過程可以很多元化，除了不得添加任何添加物之外，凡是像礦泉水一樣使用過濾、紫外線照射及加臭氧，或是採用加氯、高溫加熱，以及其他合法的物理性或化學性滅菌方式讓產品達到可供一般民眾飲用的安全標準都可以。

值得注意的是，由於包裝水品牌之間競爭激烈，有些廠商也開始引進加味水，在水中添加果汁等口味，使水變得好喝一些；有些廠商添加營養成分如維生素、鈣質等而成爲高機能飲料。事實上，這些都是銷售的方法，對人體的好處很令人懷疑。

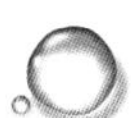

蒸餾水

相對於含有許多礦物質成分的礦泉水，蒸餾水可說是呈對比的水，也就是除了水外完全不含任何物質。顧名思義，蒸餾水就是經蒸餾而得的水，即是使水沸騰產生蒸氣，再收集蒸氣冷凝成液體，使液體純化的一種純淨水。

由於被蒸發的水分無法載送水中的礦物質及細菌，因此經冷凝變回的純水可說是「絕對純淨」的水，這使其得以「純水」爲名。

儘管蒸餾水有許多優點，但因爲水中缺少礦物質及微量元素，如鋅、鎳、銅、鈣、鎂、鐵、錳等這些人體不可或缺的物質，故經常飲用蒸餾水，可能導致身體缺乏某些礦物質而傷身。

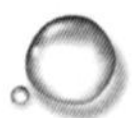

礦泉水

礦泉水又稱為山泉水，純淨天然且富含多種人體必需之礦物質。真正的礦泉水，其定義極為嚴格，歐美國家對礦泉水的要求標準相當嚴格。

基本上，市面上合乎衛生標準的礦泉水，是最符合好水條件的水。因為它是長期流經地層自然過濾，並且吸收地層的礦物質成分和碳酸鹽而形成的。例如經過麥飯石層過濾的礦泉水，有害物質多已除去，不必藉由高溫殺菌，從而保留了多數的氧；而且岩石本身溶解的礦物質，亦成為水中的營養成分。因此，中國歷代以來都推崇天然泉水為養生之水，也廣受餐飲界及茶藝界人士的重視。

礦泉水是經過層層砂岩滲透出來的，等於經過了多次過濾，因此水質軟、沒有雜質，喝起來清澈甘美，並且含氧量高，富含珍貴的礦物質，使礦泉水具有它獨特的風味，而且隨各地而異。

礦泉水還含有適量的碳酸離子（每公升約含20～30毫克），喝起來更為爽口，同時礦泉水其水質偏向鹼性，有益於調整飲食不當所形成的酸性體質。

先進國家對礦泉水標準要求極高，必須符合：

1.水源出口要在海拔3,000公尺以上，人煙罕至、未開發、未遭受汙染的群山之中。

2.富含稀有特殊微量元素，水源純淨且不得驗出重金屬、有害菌種、汙染物等。

3.產地直接封裝。

4.泉水必須是自然湧出地面的，否則如用抽取方式，較易將地下的汙染物質一併抽出。

5.泉水出水口半徑三十公里內不得畜牧、農耕及人類居住，以免造成地下水源的汙染。

以台灣目前的生態環境，不可能生產符合國際標準的礦泉水。目前台灣市售的礦泉水，大部分都是經離子交換以達到軟化效果的「工業用水」，主要是把水中的鈣、鎂離子去除，讓消費者燒開水時不致產生水垢罷了，然而其他的汙染物質，如細菌和化學汙染是很難去除的，而且在處理過程中，須借助鹽酸及蘇打將陰、陽樹脂先行清洗，才能恢復吸附鈣、鎂離子的功能，因此無形中鹽酸及蘇打也會微量溶解於水中，長期飲用除了會導致礦物質缺乏外，對人體也將造成其他的傷害。

2001年7月8日消費者文教基金會公布市售「礦泉水」的檢驗結果，在十七件礦泉水的抽樣中，只有五種「比較」符合礦泉水的水質標準，其他的十二種則根本不合要求。

中國大陸衛生部對礦泉水訂有國家標準

中國訂有天然礦泉水國家標準，除水源產地必須符合環評要求，就地設廠封裝，水源純淨不得有重金屬、有害菌種、汙染物外，水樣中還必須有鋅、鋰、鍶、硒、溴化物、硫化物、矽酸、游離二氧化碳、溶解性總固量等各項標準。

中國大陸《飲用天然礦泉水》新國家強制性標準於2009年10月1日起開始實施。該《飲用天然礦泉水》國家標準刪除了pH值和陰離子含量的標示，新增了飲用天然礦泉水中溴酸鹽指標限量，每公升飲用天然礦泉水中溴酸鹽含量不得超過0.01毫克，且須標注在外包裝上。

幾乎所有國內包裝飲用水生產廠商都大量使用臭氧來進行殺菌，是殺菌過程中之不可避免物。目前部分礦泉水產品中溴酸鹽含量過高，可致癌。一般溴酸鹽不會存在水中，但對飲用水使用臭氧來殺菌消毒時，不可避免的就會產生無機毒性副產物溴酸鹽，動物試驗表明，溴酸鹽有致癌性，對人的致癌危險被分在2B級。

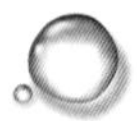

海洋深層水

美、日率先啓動研發北極冰河水

對海洋深層水的研究，源自二戰結束後的五〇年代，由美國設在夏威夷的海軍研究中心，對北極冰洋的遠古海水成分做分析，發現北極冰河水的小分子團小、微量礦物元素豐富、水的比重比水重等特殊性，後因研究經費中斷而未再深究⋯⋯。

直到1995年，日本商社、財團在取得這些美軍對海洋深層水的研究資料後，發現以現代生物科技的角度看海洋深層水，會有深廣的商機。因爲這些北極遠古留下來的冰河水，因比重大會沉入深海底，隨著洋流沖往日本高知、沖繩沿海，水深200公尺以下的海水，水溫多在3～5℃低溫，陽光照射不到，藻類、微生物無法進行光合作用，海水所含七十餘種礦物元素，得以充分保留，讓具有低溫、富含營養、不含任何有害微生物和汙染物特性的海水開發價值。

海洋深層水泛指約海平面200公尺以下、光線無法照射到的深層海水，深層海水與空氣隔絕，並處於高壓狀態，成分可維持穩定不變。

海洋深層水自深海汲取上陸地後，應用先進的水處理設備將海水中的純水分離，取得富含礦物質的濃鹽水後，再將其中的氯化鈉鹽分以電透析法或是真空濃縮法除去，留下對於人體健康有益的多種礦物質元素的礦物質濃縮液，其中包括有鎂、鈣、鉀、鈉、鋅、鐵、鉬、錳、鋰、鍶、矽、硼等約七十餘種元素。

在這個過程中，可依不同的礦物質含量，來調和出不同硬度的水；就是將礦物質濃縮液加入海洋深層水的純水之中，製成不同礦物質含量、可飲用的海洋深層水。

在海洋深層水中，礦物質組成不但豐富完整，而且比例均衡，尤其其中鎂的含量，更高於市售礦泉水的數十倍。

攝取礦物質不僅需要量足，更需要均衡。攝取多種礦物質要比例正確，才能達成營養均衡、健康長壽的目的。

取得海洋深層水，並非用馬達抽取，而是利用壓力差，以虹吸原理取得，因此，管線中的海水一直在流動，不會停滯。

在海平面200公尺以下，可以保持低溫、成分穩定、潔淨無汙染，並且富含營養而均衡的礦物質，同時來自海洋經由大自然的循環，可以說是取之不盡、用之不竭的海洋寶藏。

優質的海洋深層水應該是含有光浴海水的能量，富含幾於人體體液相同比例礦物元素的小分子飲用水。

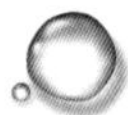

何謂「窮水」？

蒸餾水、RO逆滲透水、樹脂純化水可說都是工業用純水，作爲飲水只能作解渴用。

RO逆滲透水是高二氧化碳水，在水中會結合爲酸性水，酸值通常小於6.0。

RO逆滲透水喝越多，酸質越高，長期飲用會導致疾病。RO逆滲透水與蒸餾水，因缺少礦物質容易造成體內鹼質及電解質失衡，以致必須從器官及骨骼中析出鈣、鎂、鉀及碳酸鹼等離子，造成健康虧損，如骨質疏鬆、腸胃發炎、潰瘍等。特別是運動或流汗後，或斷食需補充電解質及礦物微量元素，若未能及時補充而失衡，容易導致心律不整、高血壓等慢性病。

發育中青少年不宜喝此類水，在中國明令禁止中小學引用RO逆滲透水，或是以樹脂純化的水，因爲它們是不含營養的窮水。

13

生命之始來自海洋

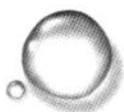

由演化論看生命起源

在太陽系中，地球是唯一含水的行星。地球的誕生距今約有四十六億年之久，根據推算，生命的誕生約在三十五億年前，而最原始的生命現象則起始於海洋中。歷經三十多億年的長期演化，原始生物逐漸由海洋發展到陸地，由原生單細胞類，演化至多細胞類，由魚類、甲殼類、兩棲類，演化至爬蟲類、鳥類，進而演化至哺乳類動物和人類的祖先。哺乳類演化的過程大約是二至三億年前。簡言之，人類的祖先生活在海洋中的時間比在陸地上要長得多。

海洋是地球孕育生命的母體，如你所見，「海」字即是以水爲部首，加上「人」及「母」所組成，中國造字果眞富含深意。

地球表面的水分約98%爲海水，其餘是冰、內陸水和空氣中的雲。海水具有鹹味，是因爲海水中含有大量的鹽類。

地球上最原始的原生物，大約只是類似DNA團塊的生命體，也可能是以近似圓形的類球體漂浮在海水中，從誕生至死亡都是浸泡在海水中。經過數百萬年乃至數千萬年的演化，方才逐漸形成堅固的細胞壁或細胞膜覆蓋加以保護，防止細胞瞬間流失水分。當這類細胞由海洋登陸到地面時，也不至於因缺乏水而斃命。

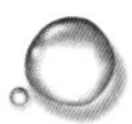 人類體液與海水相似

由於生物演化源自海洋，因此人類的血液和淋巴液與海水成分十分相似。同時，人類和其他哺乳類動物體液的滲透壓（以細胞膜爲交界，濃度較低液體會流向濃度較高液體的流體壓力），也與海水的滲透壓雷同。

包括人類在內，所有生活在水中或是陸地上的動物，其身體內都擁有類似海洋成分的體液。人類胚胎期母體內的羊水，其成分礦物質含量與海水相近，例如，羊水中鈉的含量占91.0%，海水中鈉的含量占83.7%；羊水中鉀的含量占6.0%，海水中鉀的含量占3.0%；羊水中鈣的含量占2.3%，海水中鈣的含量占3.2%。同時海水中主要化學成分與人類血液中的化學成分也極爲相似。從以上數據再度證明，人類和哺乳類動物體內猶如一片大海。

世界著名環保學家瑞邱・卡森（Rachel L. Carson）在其著作《環繞我們的海洋》（*The Sea Around Us*）中就明確地提到：「魚、兩棲動物、爬蟲類、溫血動物的鳥類及人類，其體內的管腺系統中均含有各種礦物鹽分，其比例，類似海水的成分。我們古代的老祖宗，從單細胞生物演化而成的循環系統，也就是循環

海水中的化學成分與人類血液中的化學成分對照表

成分元素	海水	血液
氯化物	55.2%	40.1%
硫酸離子	7.7%	1.9%
鈉	30.6%	34.8%
鉀	1.1%	1.9%
鈣	1.2%	2.1%
鎂	3.7%	4.8%

血液中無機化合物成分的含有率為平均含有率（wt%）

著海水和其中的礦物質元素。同樣的，動物和人類骨骼內所含的石灰質成分也是淵源自寒武時代中高濃度的鈣質而形成的。」

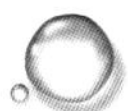

海水中的礦物質具親水性

海水中的礦物質具親水性，也就是呈現所謂離子化的形態，而生物體所能運用的礦物質，也必須是具親水性的離子。例如，在地殼土壤中，鋁的含量遠大於硼的含量，但是對於生物的生理功效而言，鋁則遠不如硼，那是因爲硼是親水性礦物質。同理，海水中大量的碳其對於生物的生理功能，遠比地殼中大量的矽重要得多。

海水中的礦物質，是以離子化的形態存在於海水中，因此具有導電性，當它們進入人體內後，可立刻被吸收利用。在炎熱的氣溫下，尤其是在夏天氣溫超過34℃的高溫下工作，或是做劇烈運動時經常因爲流汗過多，使得身體內的水分和電解性礦物質大量流失，引起中暑和心臟病突發，如不緊急救治，可能導致死亡。

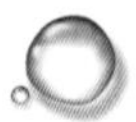 海水具有生育光能

因爲海水的成分與人類的血液類似，因此所吸太陽光線的波長自然也和人類相似，通常爲8.0～12.0微米。生化學家們已經分析出最適合人體細胞的光波頻率是在6～14微米之間，又稱爲「生育光能」，也就是我們俗稱的「遠紅外線波」，它對促進生物的生長發育有極密切的關係，因爲生育波能促使生物體內的水分子集團變小而活化，並且生育波的震盪頻率一旦與生物細胞內的分子、原子間運動頻率相合，則其能量就能被生物細胞吸收，產生共振共鳴，因而分子間的振幅加大，進而活化細胞，促進血液循環，強化酵素和輔酵素功能，加速養分吸收及排除廢物。依據美國太空總署（NASA）研究報告指出，生育光能會滲透到人體內部，從體內開始作用，能擴張微血管，使血液循環順暢，達到新陳代謝的目的，進而提升人體的免疫力和自癒力。

因此，當海水放射出經由太陽光中所吸收到的生育光能，極易爲人體所吸收。當此種生育光能滲透人體內部，使人體內細胞分子、原子產生共振和共鳴，促使體內的水分子產生振動，分子與分子之間相互摩擦加速，產生熱效應，人體皮下溫度上升，微血管擴張，加速血液循環、血液中攜帶的氧及養分可以快速供應到細胞組織，同時也能清除血管囤積物、尿酸、重金屬等有害物質，進而活化組織細胞，增強免疫機能，防止老化。因此虛弱的病人

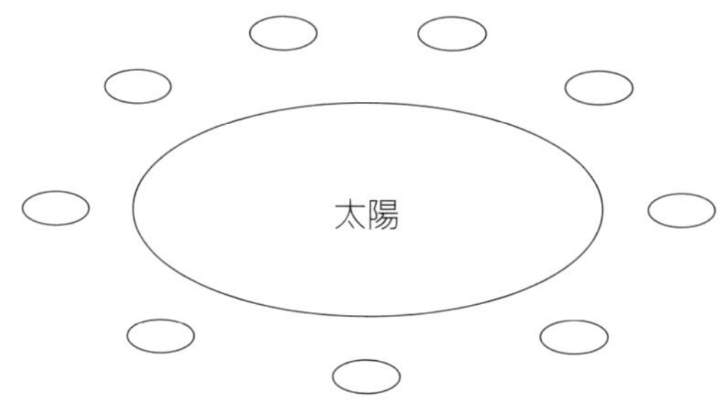

電磁光譜表　　　　單位Micron

電磁波														
不可視線（波長較短）				可視光線（肉眼可見）							不可視熱線（肉眼不可見）波長較長			
宇宙線	伽瑪線	X光線	紫外線	紫	錠	藍	綠	黃	橙	紅	紅外線	微波	波長	電力周波

0.2　0.4

0.75-1000

近紅外線	中間紅外線	遠紅外線

0.75　1.5　4.0　1000

生育光能

6　對人體及動植物最有效用波長　14

生育光能的波長即存在陽光之中

不論是泡海水浴，甚或只是在海邊療養都比較容易恢復健康，這就是因爲海水所放射出來的強力生育光能，所展現的特殊功效。

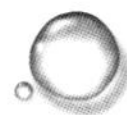 稀釋的海水是最佳的運動飲料

身體流汗時，體內重要的電解質就隨著汗液排出體外。台

灣體育界曾針對十三名足球球員的流汗情形做過詳盡的試驗，同時，台灣的科學研究員也曾就一百名高中生做過類似的試驗：讓他們每天運動一小時，連續八天後，發現他們平均失去1,896mg的鈉，248mg的鉀，20mg的鈣。由試驗可知，運動和流汗後，必須適量補充電解質和礦物質，以維持體液的平衡。

運動醫學的醫生們特別強調，除了因運動而流失的水分需要立刻補充外，也必須同時補充所流失的電解質，其中以鈉和鉀最需要補充，而一般運動飲料多含有鈉與鉀。雖然一般的水也可以即時補充失去的水分，但是如果飲水中能含有鈉，則鈉離子可使體內的液體保留較長的時間，使脫水現象恢復得更快。

此外，鉀離子也是重要的陽離子，它可以維持人體體液正常的pH酸鹼值。海水含有各種人體生理所需的礦物質，除了鈉與鉀之外，尚含有鎂、鈣等七十餘種以上的礦物質，且以離子化形態溶解於水中，可以迅速爲人體吸收，因此稀釋的海水，可說是最佳的運動飲料。

電解水、磁化水和海水都是能量水

近幾年來，飲水淨化的方法日新月益，但都只是著重於水質的改善。而最先進的飲用水，除了需著重提高水的純度，去除汙染物之外，更需講求強化水的滲透力和溶解力，也就是水必須兼具品質和能量。所謂「能量」應屬於生物體的能量，包括：光能、電能、磁能、核能等多種的能量，其在生物體內，屬於一種「氣」的能量（因爲水吸收了上述的各種宇宙能量後，當成生物體能量放射出來），這就是我們所探討的「物質就是能量，能量就是物質」的科學理論。無論是以：(1)電場極性產生的磁化水；(2)以礦石磁場產生的磁化水；(3)在水中添加二價三價的氧化鐵、氧化矽和生化陶瓷共振放射出4～14微米電磁波；(4)除去氯化鈉、保留離子化礦物質的海水；以上均是蘊涵大自然界的「能量」且具小分子式的能量水。

各項醫學實驗中，有許多運用磁化的能量水以減輕病症的例子，舉凡降低膽固醇、平衡血壓、控制血糖、改善膚質及過敏性體質、溶解「結石」，甚至對加強神經傳導等均有不錯的成效。

值得注意的是，海水鹽滷（去除氯化鈉的海水）不僅是具有能量的好水，其「鈣離子的拮抗作用」更是平衡血液及細胞功能的關鍵。我們都知道鈣是骨骼和牙齒形成的主要成分，鈣不足則易患骨質疏鬆症，且牙齒容易斷裂。此外，鈣在生理機能方面亦占有重要的地位。例如，溶於血液中的鈣，有助於平衡酸鹼值及肌肉的收縮，同時血液中微量的鈣，能促進血液產生凝固作用，也就是說，如果沒有鈣，血液就無法凝固（鈣在血液中的量僅是骨骼和牙齒中的一萬分之一而已）。

人體細胞中也含有「超微量」的鈣，其所占比例僅為骨齒鈣量的一億分之一。然而這些超微量的鈣，卻在細胞中擔負著極重要的生理功能，它負責細胞內訊息的傳遞，因此，若細胞中的含鈣量過高，則細胞會處於緊張狀態，最後導致細胞壞死。此時，必須借重海水鹽滷的「鈣拮抗作用」，使過剩的鈣不能進入細胞內（海水鹽滷中的離子礦物質磷、鎂，以及微量礦物質錳、鐵，均能有效地平衡體內的鈣含量）。

海水可使水的比重增加

水因水分子團組成方式而影響比重

現今市場上，已開發出各種類型的水質淨化器，除清淨水質外，並設法加強其對人體的功能性。也就是設法使水的結構產生變化，更有利於人體的吸收。坊間多半利用遠紅外線、電場、磁場、超音波，或是利用氧化金屬、窯土、陶器、電石、白金膠羽、拍（π）化等方法，以微弱能量的放射體處理，將水的分子鍵切斷，以達到淨化水的功能，雖然這些方法並未經科學的證實，但在許多受惠人士的推崇下，依然有其存在的價值。

我們曾經探討過，小分子團的水口感較好，同時吸收較快，但若放置時間較長，水分子會再度結合，又重新形成大的水分子團，但是因切割水分子時所用的方法與材料不同，水分子重新結合後，其比重也因而不同。以生物光學及磁能而論，4～14微米的電磁波遠紅外線放射物質，是對人體有益的生育光線，藉由此種微弱能量的振動，不但可使被切斷後又重新結合的水分子除去汙染物質，同時可使水的比重增加，增強對細胞膜的附著力和滲透力，使細胞更具活力，因而更能強化並執行各項生理機能。

從實驗得知，以窯土、電場處理過後的小分子團，當其再結合時，水的重組角度較大，相對的，水的容積也較大，因此重組後比重較低。

海水能使水的比重增加並具有淨化功能

你可知道，將盛放汙水的小容器，放入盛放海水的大容器中，如此，便可將汙水的長分子鏈切斷，成為較短鏈的小團水分子而轉變為乾淨的水。再者，將受過汙染吸附負能量的水浸泡在海水中，就可獲得淨化，並恢復它原有的正能量。這些並非只是沒有依據的傳言，而是具有科學理念的推論和驗證。

如果用經過太陽光線充分照射，並吸取到太陽的生育光能的海水，或是粒度為40Å的白金膠羽，或是如前所述，在4～14微米的電磁波遠紅外線，或是來自人體能量的氣功作用下的水分子，雖然水分子集團被切斷，成為小分子團，但是大約經過八小時後，又重新結合成為大分子團，但是在一個個小分子重組的時候，它們之間連結間隔較短，因此較為緊密，容積較小，比重較重，因此如前所述，對細胞膜的附著力、滲透力也較強，是對身體有益的良好水質。

14

水在人體內的生理分布

人體能夠進行呼吸、消化、吸收、代謝和循環等作用，均源於每個微小細胞能夠舒適的進行各自的功能，而這種舒適的條件，正是有如以往生活在海洋中的生物一樣，擁有一個浸泡在「水」中的狀態。

「水分」是生物體內最重要的必需營養物質，人體中有一半以上的水分存在於細胞中，一方面促成其他各種物質的產生，同時又繼續分解各種物質，也就是不斷地進行所謂「新陳代謝」的作用，而其中，水分是絕對不可或缺的。

人體的血液中亦有一半以上是水，血液以其中的水分來運送養分和廢物。存在於血液和細胞組織之間的水分，稱爲「組織間液」，血液中的氧氣或是營養物質就是透過組織間液而傳送到各組織的細胞內，而細胞內所產生的二氧化碳和廢物，則會經原道路透過組織間液逆向送回到血管中。這些水分在人體內不斷地流動著，以維持身體的平衡。當人體產生疾病時，就會影響其平衡狀態，甚至引發功能失調，例如，組織間液增加就會引發水腫現象。

人從在母體中孕育，呱呱墜地到成年、老化、死亡，都跟水建立「寸步不離」、無法割捨的關係。在胎兒期，人就是「泡在水中」長大的，水分占了90%，而胚胎期的水分含量更高達90%以上；嬰兒期，體內水分占身體全部80%以上；成年人降到了70%左右，而老年人則降到50%以下。

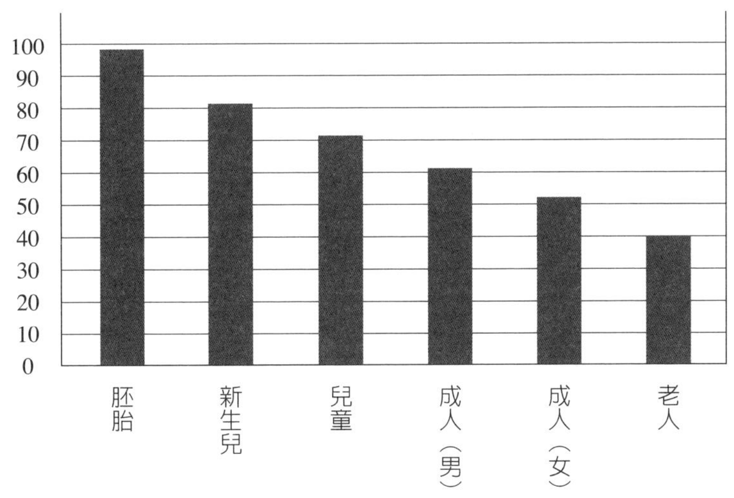

不同年齡人體內的含水量

人體內水的含量因年齡、性別而有差異，幼童體內水含量較成人為高，老年人則較成人為低；此外，由於女性的脂肪比例較男性為高，且因脂肪組織中水分較少，所以女性體內的水分較男性為少。

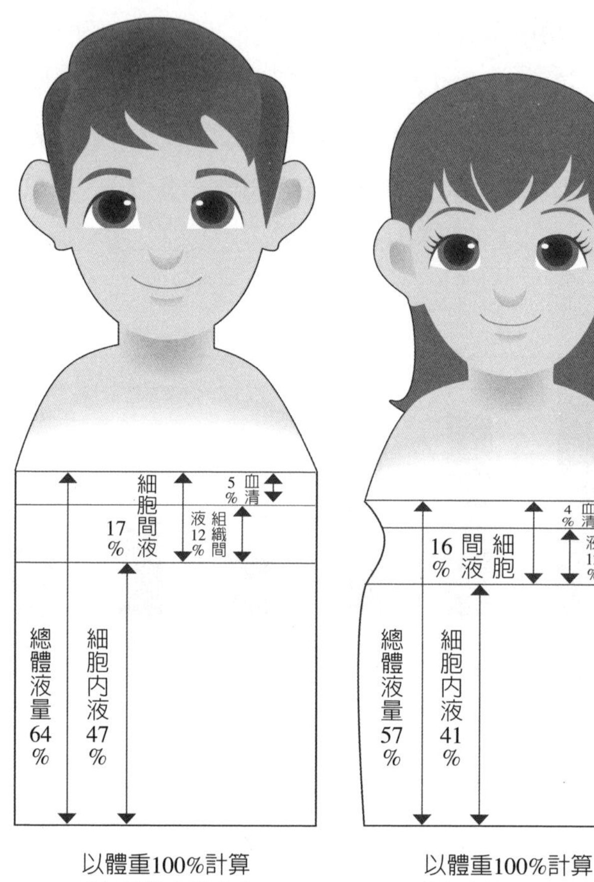

以體重100%計算
成年男性身體中的
水分約占其體重的
64%

以體重100%計算
成年女性身體中的
水分約占其體重的
57%

人體内水含量（水分／體重）

成年男女體内含水比例

人體各器官組織都含有水，其中以掌控生命的「中樞腦脊髓」中含水的分量最高，其含水量達99%，其次爲含水占94%的淋巴系統。其餘如人體血液含水量占70%，肌肉含水量占67%，而骨骼也含有50%的水分。

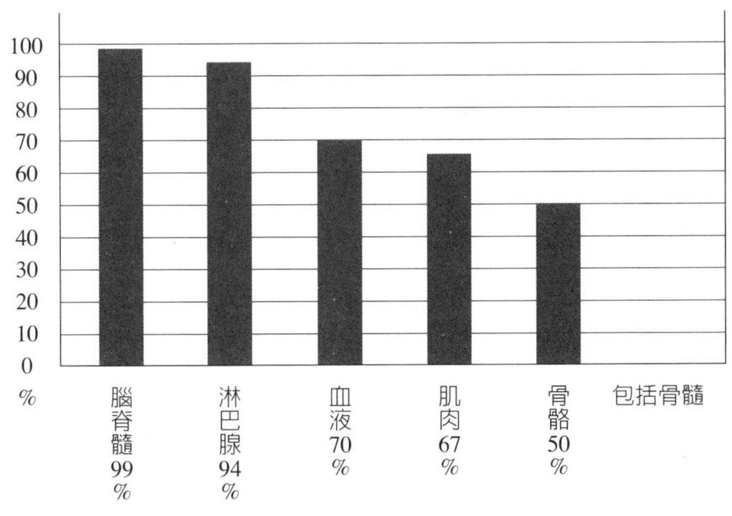

人體各器官含水的比例

15

人體內排水口遍布全身

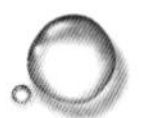 水在人體內的流動行程

進入身體的水，入口只有一個「口」。但是「出口」卻遍布全身。其中排出的方式第一是「排尿」，第二是「蒸發」，第三則為「腸管」。從身體排出的水，雖然各有不同，但卻是維持健康、保持年輕的重點。

排尿的行程

由口進入的水會順流而下，快速通過食道進入胃及腸道等消化器官中。在這段旅行途中，胃部吸收的水分非常稀少，絕大部分都是透過小腸與大腸黏膜吸收。同時，在細胞進行新陳代謝維持生命時所剩下的廢物，都需要在細胞中先溶解到組織液中，再進入血管或淋巴管，然後經由腎臟過濾後，形成尿液而排出體外。

腎臟是人體水分的控制中心，負責處理水分的分布、電解質的均衡和酸鹼的平衡。因此我們可以說，腎臟既是過濾血液的「淨化廠」，也是製造尿液的「生產廠」。

留在腎小管內的尿液，會從其末端排出進入輸尿管，再儲存在膀胱。當膀胱的神經偵察到容量過多時，就會向大腦發出排尿的訊號，而排出體外，水的旅程才終告結束。

蒸發的行程

談到「蒸發」，大家最先想到的就是汗水。

爲了維持一定的體溫，使皮膚保持濕潤，並排出難溶於尿液中的不必要物質，水分也會藉由體表蒸發的方式排出，這就是我們一般所說的流汗。

夏日炎炎，汗流到身體表面，然後蒸發掉。汗水含有難溶於尿液的不必要物質。在蒸發時藉著氣化熱，也能達到體溫調節的效果。

汗的排出，隨著身體周圍的溫度而有很大的不同。天寒時不易出汗，而天氣越熱就越容易流汗。同時排汗也跟空氣濕度有關，沙漠地帶的乾燥氣候，人類之所以能生存下去，就是以出汗來維持調節體溫。

此外，天氣酷熱或做完劇烈運動，一小時內也可能流0.4公升的汗。

運動或精神緊張時都會排汗。運動時出汗，主要以調節體溫爲目的；緊張時手心和腿心出汗則與腎上腺突然亢進有關。

此外，肺部會經由呼吸，以水蒸氣的狀態流失水分，這可從冬天時我們的口鼻中會呼出白煙看得出來。這兩種排出水分的方式雖非主要，但也占了水分總排出量約三分之一。

經由腸管的行程

食物中大部分的營養素都是在小腸內被吸收，進入大腸沒被吸收的是纖維、水、未被吸收的殘渣等，當這些東西經過大腸時，又會再經歷一次吸收，只剩下廢物和不到10%的水分。

一旦身體需要大量的水分或體內水分缺少時，大腸就重新吸收水分，如此糞便就會變得乾硬，形成讓人痛苦不堪的便祕。

人體有多重排水器官

茲將能排除水分的人體器官簡述如下：

腎臟

人體經過新陳代謝作用所產生的廢物，經過血液輸送至腎臟轉化成尿液排出體外，尿液需要充足的水分方能有效地將廢物排除，否則廢物會聚積體內，產生毒素，導致疾病。一般健康的成年人平均每日排尿量約爲1,000～1,500cc.，而飲水量自然要高於排尿量方能有效地將廢物澈底排出體外。

皮膚

炎熱的夏季，水分經汗腺由皮膚排出體外，這是一種正常的體內散熱功能。我們都知道，出汗愈多，排尿愈少，夏季更要經常補充水分，其作用除預防脫水之外，更爲協助腎臟進行排泄功能。在不自覺的排汗保濕功能下，每日平均流失水分約400～600cc.。

肺

人體藉由肺部的呼吸作用幫助調節體溫所排出的水分，依體溫、濕度以及呼吸的次數而有所不同，一般成人每月大約有250～350cc.的水經由肺部排出體外。

腸道

人體經腸胃道消化吸收後所剩下的廢物，多半由腸道排出體外。成人正常的糞便中需含有70～80%的水分，否則會引起便祕現象。成人經由糞便排出的水分每天大約有100～200cc.。

各種消化液

人體內各種消化液，包括：胃液、唾液、胰液、膽汁及腸液等，在正常狀況下，均能被腸壁吸收而不致大量流失，因此排出體外的並不多，但若有某些異常因素，例如腹瀉或腸炎等，無法使腸道進行「再吸收」的功能，則會導致身體嚴重脫水的現象，此時除需由體外補充水分之外，可能還必須以靜脈注射法來補充水分。

其他器官

眼睛的淚腺所分泌的淚液、鼻黏膜分泌的鼻涕、性器官分泌的精液和潤滑液、孕母乳房分泌的乳汁，以及婦女生理期排出之經血和分泌物等，都是人體器官排出水分的管道。

在人體內，所有器官組織內的水均不斷地替換，藉由吸收水分和排出水分來維持身體的正常代謝功能。其中能將人體內的水

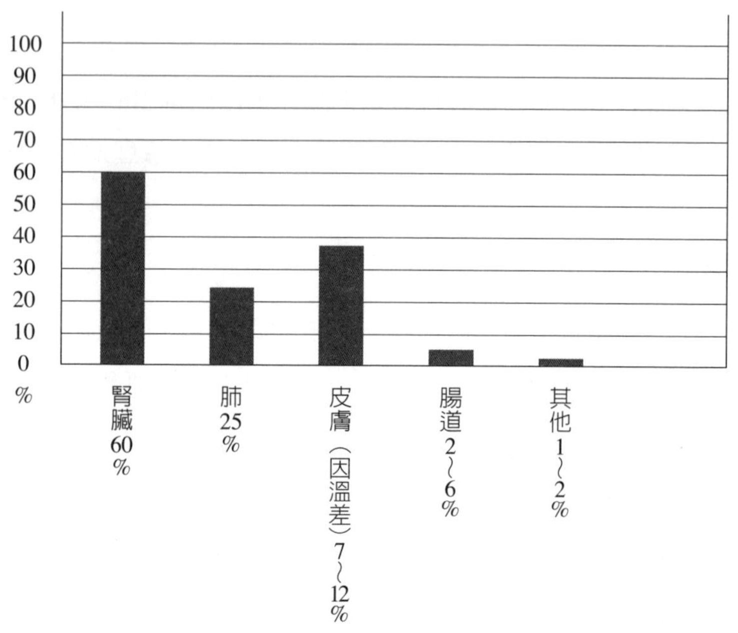

人體各器官排除水分的比例

分排出體外的主要器官爲腎臟和皮膚，其次爲肺、腸道、淚腺、性腺等也能排出少量的水分。

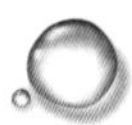 水分每日的進出量

每天應該補充多少的水分，其實沒有一定的固定量，多半要因人而異，因環境而異。但是就以平均值而言，大約是2,500～3,000cc.。一般成年人大約會排出2,600cc.的水分，其中包括有尿液的水分約1,500cc.，汗水約200cc.，呼氣排出的水分約500cc.，糞便中含的水分約100cc.，其他約300cc.。而我們每日攝取的水分

水的出納（1日量）

攝取水		排泄水	
飲料水	1,600cc.	尿	1,500cc.
食物中的水	700cc.	呼氣中的水	500cc.
代謝水	300cc.	無感蒸泄水	300cc.
		汗	200cc.
		糞便中的水	100cc.
（計）	2,600cc.	（計）	2,600cc.

中，飲用水約爲1,600cc.，食物中的水分約700cc.，從食物中代謝出的水分約300cc.，合計約2,600cc.。

人類維持健康，增強生理功能，都必須在有水的情況下進行，因此，雖然水並不包含在五大營養素之內，但是水對生命的維持卻占有極重要的地位。

人體的生命是水分流失的過程

有一句名言謂：「人的老化是乾燥的過程」，也就是年紀愈大，體內水分愈少的意思。人生在胚胎時水分約90%，生下的嬰兒水分占體重80%以上，到成人是60～70%，每況愈下，一到老人，水分竟降爲60%以下。人體的一生，可以說是喪失超過30%水分的過程。因此，常有人覺得人老了就好像縮了水一樣。

嚴格來說，人到老年器官老化萎縮，同時體內脂肪組織的比率也相對地增加。年輕人的體內約有15%的脂肪，等到逐漸衰老後，脂肪會倍增到30%。因爲人體內的水分無法滲進脂肪內，因此當體內的脂肪倍增時，體內水分所占的比例就相對地降低。人年歲愈長，細胞內的水分就會愈少。年輕人細胞內的水分約占40%，老人則只約占30%。所以老人的臉部會產生皺紋，皮下組織也逐漸萎縮。

老年人因爲身體細胞內以及身體本身所製造的水分，都會隨著年齡增長而減少，但是排出體外的水分卻反而增多，因此造成體內水分不足的現象。

人的年紀愈大，身體的新陳代謝功能就會不斷的衰退，導致體內製造的水分也會漸漸地減少。

人體排除水分的方式有三種，排汗、排尿和排便。其中以排尿的量最大。排尿是由腎臟主控，將身體不必要的廢物混合體內的水分，變成尿液排出體外。然而並非所有經過絲球體過濾的水分，都會變成尿液。因爲被過濾的水分，還必須在尿細管中再接受一次的吸收。

由於老年人腎臟的血流量減少，同時尿細管的功能也逐漸的衰退，使得水分再吸收的效率減低，因此排出的尿液多而且稀薄。相對的，也降低了體內的水分。因此，平日多喝水，尤其是有益健康的好水，才是抗衰老的最佳方法。

16

水的生理效能

生物體都會盡力維持其身體內水分的比重，例如水母等低等水棲動物，水分含量高達95～99%；生活在海洋中的魚貝類，體內也含有40～85%的水分；即使是生活在陸地上的植物中，水分亦占了50～75%。如前所述，人類剛出生的嬰兒，體重的80%是水；成人則占60%以上；邁入老年，則減少到體重的50%左右。

想要保持健康的身體，就先要維持正常水分的吸收和排泄。

受精卵
需水量94% —— 胚胎體液需水量85% / 母體羊水需水量100% → 新生兒
需水量83%

胎兒成長與水分的需要量

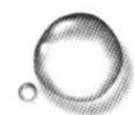

水在人體內的特性和功能

身體能夠維持在最佳的生理恆定狀態，需要依賴水的諸多神奇特性，身體內必須有足夠的水分，才能夠協助身體長期維持恆定狀態。所以，身體必須不斷地補充水分的流失，避免身體缺水。

水是優良的溶劑

水是溶解食物、酵素、水溶性維生素和礦物質的主要溶劑。食物要分解成小顆粒以及最終進行消化和吸收皆需要水。

水的溶解能力很強，各種代謝反應得以在以水爲主的體液中進行。各種營養素得溶解在水中才能進入細胞，代謝所產生的廢物也需要溶解在水中，再經由皮膚、大腸、腎臟和肺排出體外，這些作用都是因水有很強的溶解能力。同時表面張力低的水，溶解能力更佳。

血液將各種養分運送至身體各處，同時，將不需要的廢物溶解掉送到腎臟，以尿液排出體外。尿也是藉著「溶解」的力量，而使廢物溶解於水中所形成的。

將廢物完全排出體外，是維護身體健康的一大要素。若廢物無法排除，就會使得不需要的物質積存在體內，如此一來，不僅容易引起尿毒症或造成身體浮腫，同時也會阻礙新陳代謝、加速老化，這些作用的進行，全因爲水是優良的溶劑。

水有如幫浦能推進體內物質進出

在人體內有部分的促進元素移動的幫浦可以產生電壓，例如，神經傳導系統的效率便取決於神經組織內有多少游離水而定。藉著這些水進入細胞的滲透壓推力，打開細胞膜，有如幫浦作用，推進或擠壓養分或廢物，水是身體能量和滲透壓平衡的中央調節器。

藉由水的移動功能，人體可以提高體內防禦的功能，調節血液的濃度，清除外在異物。水是血液運送血球以及攜帶因代謝作用所產生的廢物的交通工具。

水具有黏著作用

水是黏著劑，把細胞固狀的部分連接一起。細胞膜上的水也有黏性，它負責把東西拉在一起，形成細胞膜或是細胞附近保護的障壁。

「親水通道」與諾貝爾獎

水的多樣性、複雜性已經知道了不少，但是關於水對動植物的影響，我們所知道的卻還是十分有限。

生命之水的化學、物理、生理的諸多特質，都值得科學界做更深入的研究與探討。近代的一項重大發現爲「細胞水通道」的研究。

1991年獲諾貝爾醫學獎的德國科學家Dr. Erwin Neher發現了人的細胞膜上存在著直徑2nm，能讓水和離子化營養物質一同進入細胞的通道，並將之命名爲「親水通道」，或「離子通道」。

新鮮的自然水及純淨水的分子團直徑平均爲2.6nm，長期存放的水爲6nm，大部分都不能通過直徑只有2nm的親水通道而進入細胞內，只能透過腸壁進入血管，經被腎臟過濾後而排出體外。眞正能讓細胞吸收的水不僅要小於2nm，更需具備低滲透壓（小於1atm），因爲水的功能是要吸附帶正電荷的離子性營養素一起進入細胞。

更於2003年10月8日，瑞典皇家科學院宣布美國科學家彼得．阿格雷（Peter Agre）及羅德瑞克．麥金農（Roderick MacKinnon）兩人，共同獲得諾貝爾化學獎，分別表揚他們對「細胞水通道」或稱「細胞離子通道」的更進一步的影像實驗與證實。

彼得．阿格雷透過不同的細胞膜蛋白的研究實驗，終於發現一種稱爲水通道蛋白的細胞膜蛋白，就是人們尋找已久的「水通道」。2000年，阿格雷和他的團隊一起公布了世界第一部高清晰且立體、只允許水分子經過的水通道蛋白影片，因此獲得了2003年諾貝爾化學獎。因一張照片而獲得諾貝爾化學獎，是因爲這張照片揭示了人類細胞因爲水的交流受阻而過早衰老的原因。此一發現，說明了每天所需的健康飲用水，爲什麼需要個頭小的「小分子團活水」，以及水中離子態礦物質的必要性了。

鈣離子直徑爲0.6nm，鈉離子直徑爲0.4nm。人體的熱量是在細胞內「線粒體」中進行產生的，水必須將氧及燃燒物單糖帶進線粒體內；營養不是吃進了多少，也不是吸收了多少，關鍵是細胞內「沉積」了多少，因爲所有的生命活動都是在細胞內進行的。水還要將反應後所產生出的廢物、二氧化碳等帶出來。

水能維持細胞組織內外液的平衡

人體內的水，有三分之二是「細胞內液」，其中以鉀、蛋白質和磷酸鹽爲主要電解質，由於水分大量儲存於細胞內，因此可說細胞像個蓄水池。而另外三分之一的水則是「細胞外液」，除了組織細胞與細胞之間的組織液外，還包含由淋巴系統運送的淋巴液，以及在血管中循環的血液。由於體內各器官都需要血管運轉所需養分，因此血管中必須保有足夠的水分才可維持灌注量，因此血管中占有5%的細胞外液。

細胞外液中主要的電解質為鈉、氯和重碳酸鹽，尤其以鈉和氯最為重要。鈉的主要功能是調節組織液的酸鹼度，以及維持人體滲透壓的平衡；氯的主要功能是維持紅血球陰離子濃度的平衡藉以運送二氧化碳，並和氫形成胃酸（鹽酸）以促進消化。

水能降低人體內壓力

水能解除體內壓力，調節副腎皮質、淋巴組織及消化器官因壓力而產生的不平衡現象。當壓力積存時，腎上腺素或是副甲狀腺素的分泌會增加並阻礙血液的循環，甚至引起荷爾蒙的異常分泌，此時只需藉由飲水，尤其是小分子水，就能有效地促使血液循環順暢，降低精神壓力。

水是填充防震物

水是占體積的物質，可以填充身體的空隙。出生以前水對人就很重要，嬰兒在母體受到羊水的保護：除了防震，更可保溫。藉由羊水，可將胎兒保護得很好。同時水可用在椎間盤，充當「水製的吸震軟墊」，保護脊髓。

水能保持皮膚的溼度與彈性

水分除了由尿液排出外，也會從皮膚蒸散出來，若任其散發而不補給，皮膚將逐漸乾枯，提早出現皺紋及老態。老年人多皺紋、少流汗，正是細胞、汗腺老化的表現。

熟睡時，血液裡的水分，會透過毛細管而增多，皮膚得到滋潤，所以光滑而有彈性。夜裡，水分增多能幫助廢物的排除，使皮膚達到消除疲勞的功效。

水能維護腸道益生菌的生長

腸道是重要的消化器官，其中生存有高達百兆的細菌。這些細菌有害菌類也有益菌類，它們需在腸道維持某種比例的平衡，以助於食物的消化、養分的吸收，以及分解部分食物殘渣。許多益生菌更能生成維生素。這些菌類都需要腸道中固定的水分才得以存活及生長。

水能維持正常體溫

爲了維護正常的生理和生化功能，身體的溫度必須維持在36.7～37℃之間。水以容易儲存熱的性質，對人類而言非常重要。鐵易熱易冷，但水能保持熱，而且性質安定超過鐵的10倍。因爲水的比重爲1，而鐵的比重爲0.1。

水蒸發時也需要很多的熱量，亦即它具有奪熱的性質。因爲水的氣化熱爲100℃。夏日暑熱時，藉著身體表面水分的蒸發，能夠帶走大量的熱氣，使體溫下降。因爲水能夠吸收大量的熱，有穩定體溫、幫助身體抵擋環境溫度變化的優越能力。當汗水蒸發氣化時，散熱能力很強，可保護身體在夏日中不致中暑，所以流汗之後只需補充水分即可。

體溫的調節，主要靠大腦下視丘的調節中樞。水分不足，會有體溫上升的現象，長期下來，會造成下視丘功能紊亂。因此，平日需補充水分才能維持正常體溫。

水能安定精神

人體內水分正常時，對於神經的安定性也很有幫助，人會感覺精神舒爽。如果體內缺水，感覺到口乾舌燥，則會產生焦慮感，而反映細胞平時缺水時的脆弱與不安。

水能防止體液酸化

血液與皮膚之間，時常有著水分的往來，如此，皮膚血管與血液循環之間，就須調整至一順暢狀態，如果調整順利，即能夠確實提供營養的補給，而且體內的廢物也可順利搬運出去，以防止人體的酸性化。

細胞內外電荷的平衡必須依賴溶解在水中的鈉、鉀、鈣、鎂等帶正電荷的離子，以及氯、磷酸根、重碳酸根、硫酸根、有機酸根等帶負電荷的離子在水中的適當濃度，以達到電解質的平衡。

體液的酸鹼值對於酵素的活性非常重要，例如，血液的酸鹼值pH必須維持在7.35～7.45之間，太酸（低於6.8以下）或太鹼（高於7.8以上）都會危及生命。每天飲用水的酸鹼值也不宜太酸或太鹼，以免增加身體的負擔。

水具有附著力

水分子具有很強的附著力，有助於食物的吞嚥、器官與關節的潤滑，以保護身體器官減少衝擊和損傷。水是關節間的潤滑劑，有助於預防關節炎和背痛。而表面張力低，分子團小的水，吸附力較佳。

水能維持肌肉的安定

水分有助於維持肌肉的伸縮性，平時補充水分，膀胱中時時積存適度的水，可使膀胱肌肉安定。常憋尿的人，膀胱容易受傷，即使尿量很少也會有尿意、夜尿但尿不多，大部分是膀胱細胞老化所致。

水能促進腸道蠕動

平時多喝些水，可引起胃和結腸的反射作用，使腸道蠕動加快，產生便意，很多習慣性便祕就可以不藥而癒，胃腸細胞也不易老化。

17

體內缺水導致慢性病纏身

一般所謂的營養素有蛋白質、醣類、脂肪、維生素和礦物質等，而水並不包含在內。但是，沒有水——就沒有生命現象。水可以說是大自然界最偉大的化學大師。生命就像是水的聚合體。植物的種子，雖沒有陽光照射，但是只要有水，就能發芽。無論是動植物，生命現象正是建構在其細胞內水分的平衡上，可以說一切生物無一不是水的化身物。

人體因爲有水的溶媒作用，才能在體內不斷地進行物質代謝。人的體質好壞是健康的指標，而體質的好壞最主要決定於體液的好壞，而體內的水質就是決定體液好壞的最終元素。所以攝取適量的好水，在維護健康上，比任何營養素都重要。喝好水是最合乎自然養生之道。一旦人體缺水，就可能導致病痛纏身。

體內缺水導致慢性病纏身，人體缺水的訊號，大部分階段出現的症狀是可逆的且傷害不多，但必須在短期內立刻改正，才不會導致長久的損害。

感覺異常

「感覺異常」包括有身心覺得疲倦、憂鬱、煩躁、焦慮、氣餒、沮喪、失眠、健忘以及無法控制某些渴望或是害怕人群等。

腦心血管疾病

血管是運送血液的通道，如果血液太濃稠，血管壁就會附著硬的血液成分，再加上脂質（如膽固醇等）增加附著量，使血管變窄，這種情況如果出現在腦血管或心臟動脈，就是形成腦中風、動脈硬化、心肌梗塞的主要原因。

就血液濃度來看，身體爲保持一定的體溫，少量水分會自身體表面蒸發而流失；睡眠狀態時，爲保持規律的呼吸，肺部會釋出水蒸氣，水分在不知不覺中流失，造成血液濃稠度增加，這就是爲什麼腦中風和心臟病多發生在半夜、清晨和早上的原因。而長時間缺水，導致血液濃度升高而發病也是原因之一。

年紀漸長對渴的感知能力會變差，無法正確認知身體是否乾渴。老年人長期脫水會對心、腎造成傷害，且會產生呼吸困難，這種呼吸困難成爲心臟喘息（Cardiac Asthma）。

另外，因腹瀉、嘔吐、發熱、洗澡、流汗以及過度吹冷氣而大量喪失水分時，也必須注意血液濃度升高的危險。出汗量大的運動、三溫暖或洗熱水澡前，須適當補充水分。並養成每天就寢前及起床後，喝一杯水的習慣，就可以有效預防及改善心、腦血管疾病發病的機率。

便祕

小腸需要水先將固態的食物進行分解，固態食物中可溶解的成分需要經過乳化，才能從中吸收所需的營養素，而被溶解吸收後的營養會隨著血液循環進入肝臟。當沒被吸收、無法被更進一步分解的部分，就會通過腸道，進行壓縮再排出體外。如果體內水分足夠時，未被吸收的殘渣因含有水分作爲潤滑劑，可使之順利通過大腸排出體外。但如果體內脫水情形嚴重時，腸道對水的再吸收就更爲積極，於是腸道中的殘渣就會受到極端的壓縮，釋出水分，利於大腸黏膜進行再吸收。脫水愈嚴重，腸道後半段的蠕動就愈慢，這是爲了提供足夠的時間對殘渣中的水分進行再吸收。殘渣通過大腸的速度愈慢，黏膜就有越多的時間來吸收水分，於是糞便就變得愈來愈硬，無法流動，長期間就形成了便祕症狀。

氣喘

氣喘和過敏其實是身體脫水很重要的指標，因爲這些疾病需仰賴多種抗組織胺藥物進行治療。組織胺是一種重要的神經傳導物質，它負責身體乾渴機轉的調控，告訴身體該補充水分。

脫水時，體內的組織胺會大量增加，發出乾渴的訊號，並且開始分配有限的水。如果大量的組織胺進入肺部，會使小支氣管痙攣收縮。這樣的反應，目的在使身體保留因正常呼吸所蒸發的水分。組織胺會減少通過肺部的氣流，使與肺泡相連的小支氣管收縮。組織胺也會刺激大量濃稠的黏液產生，造成小支氣管堵塞以保護這些小支氣管。組織胺在身體脫水時的一切作爲，都在保護直接與外界氣流相通的嬌弱呼吸道，避免它們因呼吸變得過度乾燥。

身體脫水也會使細支氣管中產生大量濃稠的黏液，這恰巧常見於肺纖維囊腫的情況。而水和鹽可以幫助於稀釋這些黏液。

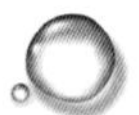 痛風

痛風的隱形原因，就是身體內水分不足。痛風患者除應嚴加控制體重與飲食外，最好能多喝流質，尤其是水，以防止大量尿酸結晶形成。此外，新鮮蔬果汁中含有鹼性的鉀，也有助於減少血液中尿酸含量。基本上，痛風患者不必怕自己尿多，最好一天能排出2公升以上的尿液，以利排除尿酸。

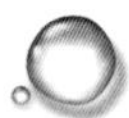 皮膚乾燥

身體缺水時，皮膚是最快被停止供水的部位，因爲皮膚會利用排汗來調節體溫，如果身體缺水，保留在皮膚細胞的水分就會耗盡，皮膚的微血管因缺水而循環變差，因無法呈現健康膚色，而變得乾燥沒有光澤。

人類的身體，大部分由水構成，成年男子體內的儲水量約有60～70%，而女性較少，只有55%，加上女性流失水分的速度是男性的2倍，所以女性比男性更需要積極的補充水分。

皮膚細胞的水分，並非由肌膚表面吸收，而是從皮膚內側滋潤吸收。因此，要想澈底保濕，多喝水，由內而外補充水分，才是正確的方法。

所謂「老化是乾燥的過程」，飲水比一般保養品更能決定肌膚的形態，因此唯有水，才是眞正的天然美容品。更重要的是，它比任何保養品都便宜。

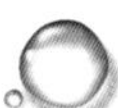

尿路結石

人體一旦長期缺水，則尿液變濃且尿量變少而無尿意，導致尿路及膀胱經常處於含有高鹽分的尿液中，而逐漸生成結石。預防尿路結石最重要的是補充水分，容易罹患結石的人，最好維持每日排尿量在2,000cc.以上；並且應儘量降低咖啡、茶、可樂、啤酒的飲用量，同時所飲用的水，應該是具有低表面張力的小分子水。

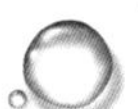

膀胱炎

喝水量不足又經常憋尿的人，膀胱內的尿液又濃又髒，不但細菌容易滋生，而且尿液中的強酸性也會讓膀胱肌肉被灼傷，進而加速膀胱細胞的老化，甚至導致膀胱炎。平時多補充水分，可以讓膀胱儲蓄適度的水分，使膀胱肌肉安定，尿液清澄降低膀胱炎的發生率。

肥胖症

肥胖的原因主要是因爲飲食過多，過度進食其實與身體脫水有關係，如何預防肥胖，與飲食習慣有關。飲食習慣與兩種感覺有關，一個是「餓」，另一則是「渴」。二者都因組織胺的作用而起，而且都表現在同一部位，所以很容易混淆，把渴當成是餓。

口渴的時候才喝水，已是脫水的徵兆，同時也常發生在飽餐之後。想分清楚是渴還是餓，最好的方法是在進食前先喝水。所以在餐前半小時先喝一杯水，餐後兩個半小時再喝一杯水，餐前半小時喝水有助於釐清身體對渴或餓的需要。養成上述習慣，進食量會明顯的減少。身體有了足夠的水分，對於容易令人發胖的碳水化合物，自然也會減少攝取。飲水會啓動體內對荷爾蒙的敏感度，刺激燃燒脂肪的酵素活化。

體溫上升

體內缺水而無法正常調節體溫，這是導致體溫上升的原因之一。人體中的水分有調節體溫的功能，因此在感冒發燒時經常會有流汗後停止發燒的現象，這就是藉由汗水的蒸發來降低身體溫度，讓體溫下降。多喝水，增加排尿次數及分量，也可以讓免疫系統加強運兵補給，帶走大量的熱量。

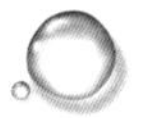 痛症

許多人的痠痛原因在於工作緊張、壓力太大，致使肌肉長期緊繃；倘若水分攝取太少，使肌肉內乳酸等代謝物質增加，痠痛程度更會加重。這時先放鬆心情，安心愉快地喝一杯水，可以降低疼痛感。

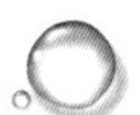 癌症

癌症的防治方法之一，就是飲用好水。

癌症是人類健康的最大敵人，科學研究發現癌症卻是因「水的紊亂」而起。早在1974年，美國的醫學家達馬迪恩發表其研究報告指出：「正常的細胞周圍的水構造，水分子排列整齊。癌細胞周圍的水分子排列紊亂而不穩定。」

韓國科學院全武植教授也曾發表其研究結果：「正常遺傳因子周圍的水，有如保護似的非常整齊的包圍著遺傳因子；而異常遺傳因子周圍的水，其構造相當紊亂。因此，在保護遺傳因子方面，水具有重要的作用。」

日本著名的「新水會」代表林秀光博士也針對癌症發表的理論爲：「並非因爲癌症而導致水分子紊亂，而是由於水分子紊亂才形成癌症。」

基於以上這些論點，改善水質能預防癌症的看法是值得注意的事實。

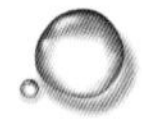 妊娠不適

妊娠不適也可能是身體缺乏水分的原因。女性在懷孕初期，容易害喜和嘔吐，加上沒有食慾，喝水又少，結果惡性循環，使妊娠期更不舒適。

同時，在妊娠期間確實容易便祕也是缺水的現象，如果平常就是兩、三天才排便一次的人，便祕現象會更嚴重。這時，孕婦除了要多吃富含纖維素的蔬果，更應該多喝水，不要因為腹壓的關係，膀胱容量減少，因需要經常排尿而故意少喝水，這是本末倒置的做法，反而導致懷孕期的不適。

但是在此需特別注意的是「妊娠血毒症」，妊娠血毒症經常發生在懷孕末期，此時應該依照醫師的指示，調整喝水量。

18

不可輕忽的體內脫水

正常的人體功能就是建構在體內水分的平衡上，一旦身體嚴重失水形成脫水現象，還會影響血液中的電解質，造成頭痛、抽筋、休克等症狀，因此，一旦出現脫水現象，一定要立刻補充水分和電解質。

一般來說，流汗、頻尿、輕微腹瀉是不會造成脫水的，因爲當身體失水時，細胞外液會減少，此時大腦得知這個訊息，就會發出指令覺得口渴，藉由喝水來補充水分；在此同時，體內的荷爾蒙也會努力運作以保留水分和電解質，靜待新水的補充。

但是，如果身體大量失水卻來不及補充，就會造成脫水現象。通常脫水的原因有三種：一是急性腸胃炎發作，因上吐下瀉而引起脫水，這是臨床上最爲常見的現象，尤其是兒童發生急性腹瀉時，容易因脫水引發其他併發症；二是水分攝取過少，尤其是老人家知覺較爲遲鈍，無法正常攝取水分，故很容易造成脫水；三是利尿劑服用過量，這個問題經常發生在心臟病人身上，因爲他們體內水分過多，很容易造成心肺負擔而引起呼吸急喘，一旦隨便亂服成藥以求消除症狀，結果造成脫水而更危及身體。

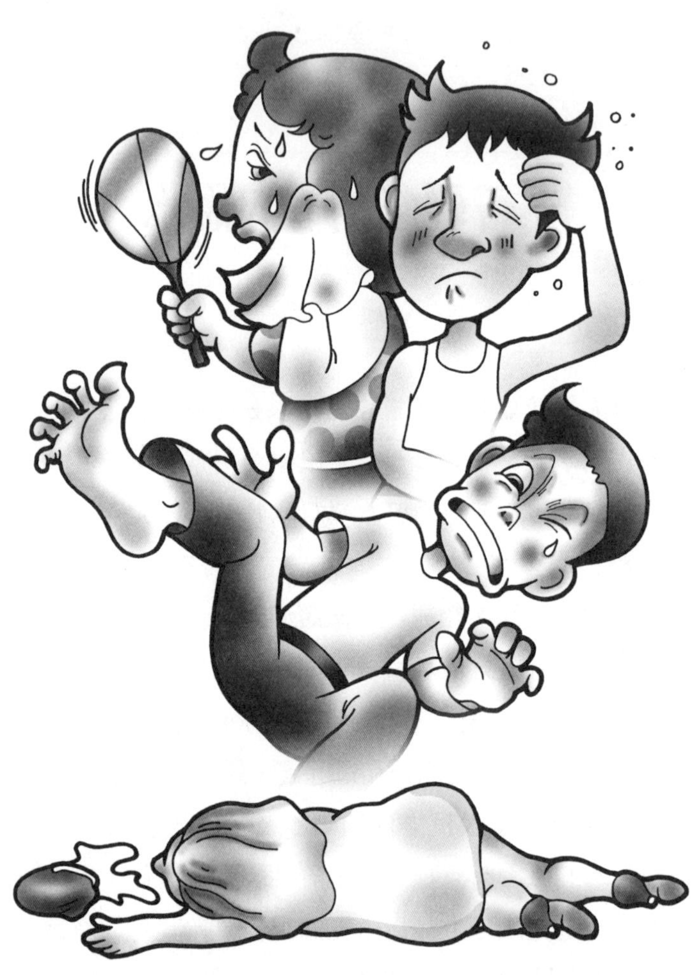

身體出現脫水現象時，將造成頭痛、抽筋、休克等症狀

脫水的程度分爲三種：

1.「輕度脫水」患者會有口渴、尿量減少的狀況出現，由於失水量僅在5%左右，故此時補充一點含有鹽分的水即可。輕度且持續性脫水，可能會導致氣喘、過敏、高血壓、便祕、第二型糖尿病和自體免疫疾病等慢性病。
2.「中度脫水」患者除了口渴、尿量減少，還有眼眶凹陷、口唇乾裂、皮膚鬆弛、脈搏加速和發燒情形，由於失水量約爲10%，故此時最好找醫生處理。中度脫水時，可能產生胃灼熱、腸胃不適、下背疼痛、偏頭痛和心絞痛等感覺，有這些現象出現時一定要立刻就醫。
3.「重度脫水」患者會出現心跳加快、膚色慘白及發冷現象，整個人幾近虛脫，由於失水量已達15%，故必須緊急送醫，以免出現休克。

一般人多認爲寒冷的冬天比較容易發生腦中風，卻不知夏天也有危機。一位美國醫學專家指出，自1972年至1990年間，因循環器官疾病所導致的死亡率雖然會隨外界溫度上升而逐漸減低，但當溫度達到33℃時，因循環器官疾病而死亡的人反而會逐漸增加，尤其是六十五歲以上的老人更易受溫度影響。這是因爲溫度對血液的流量、血壓、心律等都會產生影響，特別是血液濃度。

夏天會特別容易流汗，以調節體溫。當身體接近脫水狀態時，血液中的水分會大幅降低，使血液濃度升高，進而導致血管阻塞；此外，血液流量亦隨同水分流失而大幅降低，使整個血液循環系統發生供氧不足現象，很容易導致腦部血管阻塞而中風。

19

「活水」、「死水」和「水中毒」

中醫觀念的「死水」與「活水」

市面流傳有一項錯誤觀念，認爲水飲太多，容易產生中「水毒」。所以應減少飲水量，事實上，這是對中醫病理的誤解。人們常說：水有活水、死水。進入人體內的水在血液或淋巴液中溶合，這些水分的出入及流動只要維持順暢的話，就能保持健康。一般而言，水分愈多對廢物的處理愈容易，這是有益的「活水」。

水分如果凝聚在一處，就會造成浮腫，也就是俗話說的「死水」。若是腎臟或肝臟有疾病，身體內的水會產生化學變化，容易在某些特定的部位產生浮腫的現象，腎臟病在眼睛下方，肝病就在腳部等呈浮腫，而形成身體中所謂的「死水」。

中醫所稱的「水毒」，爲停滯於細胞外或細胞間的多餘水分。其中包括在肌肉、血管壁、神經鞘膜、骨膜、肺肋膜、心包膜、腦脊髓膜、脊椎脊髓鞘膜等的水分異常儲留。這牽涉到細胞滲透壓、鈉鉀平衡、血中蛋白濃度、腦脊髓液回流、肺或心或腦的血管壓力、腦神經內分泌異常的各類原因，其實與飲水無關。

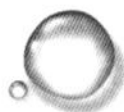

以中醫觀點談「水中毒」

一般來說，正常人不會「水中毒」（Water Intoxication），因爲體內水分一旦過多，大腦的中樞神經就會下令停止喝水，同時腎臟也會加強運作以排出多餘的水分；但是如果有心臟、肝臟和腎臟病的人，由於其體內的水分平衡機能無法正常發揮，使水分無法正常排出，因而蓄積於體內，從而產生「水中毒」的症狀。

以中醫觀點的「水中毒」最主要的症狀就是「水腫」，從外表浮腫、腿部腫脹、腳腫等，進而到全身腫脹，嚴重的甚至會有心臟積水、肺水腫和腹水現象。患者常有呼吸困難、行動不便的情形發生，如果進而引起低血鈉症，導致患者的腦中樞混亂，還會出現噁心嘔吐、全身抽搐，甚至意識昏迷症狀。

對於心臟衰竭、肝硬化、腎衰竭及腎病等重症病人，水分嚴重失控能引起肺水腫和腹水等現象，有時甚至會導致死亡，因此這類患者一定要嚴格限制水分的攝取，並且接受醫師治療。

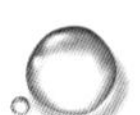

水中毒並非喝了有毒的水

水中毒是因為人體一次大量補充過多的水分，卻沒有同時補充鹽分時，血液中的鹽分被大量稀釋，造成細胞內外的電解質不平衡，引起「低血鈉症」，也就是俗稱的「水中毒」。因此「水中毒」並不是因爲水裡有重金屬、農藥或其他化學物質所造成的，而是因爲過量飲水所引起的。

在一般正常情況下，很少有水中毒現象。水中毒常在意外溺水事件中出現。以水中毒的整個機制而言，當人體攝取過量水分的時候，水分進入血液後，並進入腸道，使得腸道積聚大量水分，使得體液的電解質濃度產生變化。稀釋鈉離子，改變細胞內外的滲透壓，而造成低鈉血症。其實在日常生活中也時有發生，只是程度較輕，未引起重視而已。

雖然水中毒致死的機會非常低，但仍然有發生的可能性，當飲用過量水分時，血液內的電解質因爲被水分排出體外而降至低於安全水分的濃度，包括有血液中的電解質鈉離子、鉀離子，甚至有一些鎂離子、鈣離子都會偏低。

水中毒的特徵包括了腦部與肺部的組織腫脹，血液裡的鈉離子含量偏低。當人體內鈉、鉀含量太低，電解質失衡，輕者會使人頭暈、嘔吐、意識不清、身體虛弱、無力、精神不濟、水腫、抽搐、昏睡或昏迷、尿失禁等現象，嚴重時會造成橫紋肌溶解症，有生命危險。

水中毒的成因，一般都是因爲某些特別原因而攝取了過多的水分，但這個分量在日常的生活裡很少發生。常見的可能，是在大量出汗之後馬上大量補充水分。因爲大量出汗後，不但會流失水分，也會流失了許多鹽分。此時若一次大量喝水而不補充鹽分的話，水分就會很快被吸收到組織細胞內造成細胞水腫，形成「慢性水中毒」。

身體內分泌失調導致抗利尿荷爾蒙失調，無法正常排尿、排尿過多或排不出來，就可能產生水中毒情況。此外，某些精神上有強迫癥狀的患者，也會出現過於大量喝水的異常舉動，造成過度排尿而導致水中毒。

抗利尿激素（Antidiuretic Hormone, ADH），又稱精胺酸血管加壓素（Arginine Vasopressin, AVP）、血管升壓素等，在人體中的主要作用是控制尿排出的水量。所謂的水中毒就是ADH在某些情況下不適當的分泌，導致水分應該排出時卻被留在體內的失衡狀態並產生低血鈉。ADH會受到情緒壓力與噁心的情形下刺激而分泌。除非是病態性的喝水（一天10,000cc.以上）再加上特殊壓力與情緒刺激ADH分泌，否則正常人喝水不會水中毒的。

使用某些毒品，例如搖頭丸、快樂丸時，會極度口渴而過量飲水，導致身體鈉離子濃度過低，也是水中毒的類似症狀。

臨床上常見於精神科中易緊張型的病人，因其身體並不需要水分，卻拚命補充水分，也會造成水中毒現象。某些精神分裂症藥物所產生的副作用是會影響到抗利尿激素的分泌，使病人覺得口渴，而不斷地飲水。患有心臟疾病、肝硬化、腎臟疾病等病患，因其器官排泄功能不佳，補充水分也得多注意，否則，也有可能發生水中毒的風險。

避免造成水中毒的方法之一，是在大量流汗喝水時，一併補充一些鹽分，或者喝運動飲料，以免「水中毒」，因為如果此時大量飲用淡水而未補足鹽分，水分經胃腸吸收後，又隨著汗液排出體外，使鹽分流失的情況更加嚴重。

長途旅行中喝一些淡鹽水，可以補充由體內大量排出的汗液帶走的無機鹽。最方便的辦法是，在500毫升飲用水裡加上1克鹽，並適時飲用。同時喝水時要次多量少，口渴時不能一次猛喝，應分多次喝。

一歲以下嬰兒，腎臟發育尚未完全成熟，不能將體內多餘水分排出，當積聚水分量超過體重5～10%，便可能出現水中毒的癥狀。

美國知名的約翰・霍普金斯兒童醫院的醫師提醒家長們，六個月以下的嬰兒，只要喝足夠奶量，就不必額外補充水分，以免發生水中毒。因爲幼小嬰兒的中樞神經對口渴反射是成熟的，但是腎臟尚未發育完全，嬰幼兒喝水過多，會導致鈉和鉀離子排除量增加，容易導致昏沉、精神心理狀態改變、體溫過低、浮腫、躁動不安，甚至癲癇等現象。

當嬰兒喝完母乳或配方奶後，喝點開水，漱漱口，這樣做倒無妨。一般而言，當幼兒超過六個月大，開始吃較多副食品，喝奶量逐漸減少時，可以餵他們適量的水。當孩子發燒、感冒或出水痘而不肯喝奶時，很多父母都會讓他們喝水，不過不要讓嬰幼兒連續兩天只飲水，而不吃喝任何流質或固體食品，如此可能導致水中毒。若嬰幼兒沒胃口飲奶，可購買含糖分、鹽分及電解質的營養水給他們飲用。

20

中醫以「水」斷診法

斷診從「津液」出發

以中醫的理論而言，循環全身的津液出現異常現象，因而使人生病，同時影響到排至體外水的變化。其中以尿液、糞便、汗水、唾液、痰、鼻涕等的色澤、氣味和量的變化為主要斷診的依據。

診斷出生病之前的前兆，便能在生病之前加以治療，這就是所謂的「上醫」。

何謂「津液」？

人體內的正常液體，可以細分為兩種，其中既輕又稀薄的稱之為「津」，有黏性的則稱之為「液」。「津」的功能是給予身體組織、器官滋養，並經常補給血液中的水分，使血液維持適當的濃度；「液」的功能則在於彌補前者的不足，同時補充骨髓液、關節潤滑液、維持皮膚濕潤等體液。

以中醫的理論而言，「津」屬陽，「液」屬陰。「陽」就是表現、活動、發展；「陰」則為潛藏、統一、調節，二者互為相輔，以滋潤五臟六腑，身體機能才可以正常運作。

「津液」其實就是體內所含的各式各樣的「水」，它包含了西醫所謂的血液、細胞內液、唾液、組織液、胃液、消化液等。因此，中醫的「津液」與西醫的「體液」在某些方面而言是共通的。

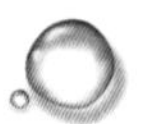

主控津液的器官組織

以中醫論述，津液是由五臟中的「脾」、「肺」、「腎」，以及六腑中的「三焦」所主控。五臟代表人體內的五種器官，包括肝、心、脾、肺、腎，它們能儲存生命的精華、氣血和體液，是維持人體能量與新陳代謝的主要器官。六腑代表的器官包括膽、小腸、胃、大腸、膀胱和三焦，它們在養分和廢物的運輸上扮演著重要角色。

中醫所指的「脾」，並非西方所指的腹腔中的脾臟，而是象徵人體消化吸收的功能。包括有消化系統、造血、調節水分、平衡電解質等功能在內。中醫所指的「肺」，則象徵著體表溫度、基礎代謝與上呼吸道的關係，其功能在於調整呼吸器官及皮膚的機能。中醫所指的「腎」，為中醫最重視的地方，因為腎是體內支配水的中樞，也是製造及儲存人體能量的重要部位。

「三焦」是指上焦、中焦和下焦，是較為抽象的觀念，因為在人體生理解剖學上並沒有這種名詞。中醫所謂的「上焦」，是指人體橫膈膜以上的心、肺，主導循環和呼吸的功能；「中焦」則位於橫隔膜與肚臍之間，包括脾、胃和肝，主導消化和吸收功能；「下焦」則是指肚臍以下，包括腎、膀胱、大腸等，統合排泄的功能。三焦象徵了人體呼吸、消化、循環和排泄四大功能的協調作用，如果其間不能相互輔助，身體就會失去平衡而生病。

藉由脾、肺、腎及三焦等臟腑器的調節，進入人體中的水分依器官的需要產生各種「津液」滋潤全身，再經由新陳代謝，將用畢的津液轉變成汗水、尿液、鼻涕、淚液等排出體外。由此可知，中醫是以整體性的觀點來看待體內的水分。

「津液」觀察方法

人體一旦津液不足或失衡，氣血運行不順而產生障礙，這時身體便會出現各種癥候，例如皮膚乾燥、嘴唇乾裂、喉嚨或鼻子乾燥、眼睛乾澀、視力模糊、便祕、尿量減少等症狀。此外，倘若肺經的氣血不順，肺液不能藉由呼吸和排汗方式，順利將含有廢物的水分排出體外，而使水分滯留於體內，就會造成身體某些部位浮腫。藉由這些因津液不正常所發出的訊號，就可預先瞭解自身的健康狀況。津液可以說是身體健康的指標，因此可以事先採取補救的方法，防止病情惡化，甚至預防疾病的生成。

中醫對津液的見診甚爲詳盡，在此僅述重點，以爲參考。

唾液

中醫望診中，舌診占有重要一席，其重點之一即在於唾液的觀察。健康人口腔自然濕潤，倘若口乾或口裡有苦或甜的感覺，就表示體內失衡。

痰

觀察痰的時候，要特別留意痰的顏色、濃淡、氣味，以及是否容易咳出。

鼻涕

鼻子是通往肺臟的入口，為了預防肺部疾病，必須要瞭解鼻子的狀態。鼻塞又流鼻水，痰清又淡，中醫稱為「風寒束肺」；鼻塞、流鼻涕，而且出現黃色有黏稠性的痰，中醫稱為「風熱犯肺」，如果症狀惡化，痰還會出現濃臭味道。這些都是感冒的先兆。

汗

對應外界溫度而適當流汗是正常的，但若汗水流個不停，就會大量消耗體力，津液也會隨之劇減，因此中醫對於流汗過多，特別重視，分別有自汗與盜汗的症候，並有其不同之治法與飲食習慣的調理。

尿液

尿液在西醫方面多為必要的檢驗項目，中醫也頗為重視，只不過中醫較重視尿液的顏色、分量及氣味等。一般而言，正常尿液幾近透明的淡黃色，沒有懸浮物或沉物，更沒有浮在尿液的長久泡沫。

糞便

糞便是由水分、食物殘渣、壞死的腸內微生物所構成，而糞便的顏色、氣味正反應這種構成物的狀態。健康的糞便顏色呈黃色，臭味也比較少，排出後會浮在水面上。此外，糞便排出的方式，亦即有無便祕和下痢情形，也是觀察的重點。

全身浮腫

浮腫就是指廢水滯留於體內無法排出的狀態，這種現象多是由代謝不良所引起，必須要找醫生查出原因。

21

古人的智慧——水是廉價的藥

古人認爲，天是一，地是二，水生於天，谷（穀）成於地，所以要以水與谷（穀）食爲主，再以菜肴佐之。水與谷之間，水滋陽而谷滋陰，所以水最重要。

水，是最古老的良藥。早從漢唐之先賢張仲景所著的《傷寒雜病論》、孫思邈所著的《千金方》和陸羽所著的《茶經》中，都提到調製藥劑與泡茶所選擇的水，對藥性和茶香味發揮很大的影響。明代名醫李時珍也在《本草綱目》中，總結了水在自然和人體運行的作用。

在《本草綱目》裡記載的一千八百多種藥物中，最廉價的藥莫過於水了，由於水的廉價，因此在民間常常被廣用來治病。但是「水補勝於食補」的經驗，反而被現代的人忘記了好水對健康的重要性。

《名醫別錄》指出在竹籬和空樹穴中的水，稱爲「上池水」，可以「祛邪氣，消惡毒，洗諸瘡」。管子說：「齊地的水，泉水呈青白色，齊地的人體質強勁，終身無頭痛之症。」

在《本草綱目》的「水篇」中就提到：「藥補不如食補，

食補不如水補。水，百藥之王。」由此可見，古代即有「生命寓於水」的遠見，水的保健與醫療作用，一直受到老祖先的重視，可是現代的科學人卻普遍未重視到「水補」、「水療」和「水爲藥」的概念，實在非常可惜。

雖然古時不能像現在一樣以科學的儀器來檢測水是否具有記憶，但卻已有針對不同時令、不同空間而有不同功效的針對水之研究紀錄。從古至今，關於水的故事，可以講一個專題、一個系列。有人取「早晨第一次打起的井華水」、「五月五日午時的神水」、「立春時節的雨水」，有人取梅林中花瓣上的雪化水後以罐儲於地下，來年烹茶。這些都是古人對水的經驗談。

明朝李時珍認爲，由於天地氣候的相互影響關係，一年二十四節氣，水味變化即會不同。立春、清明二節儲水最好，謂之神水；寒露、冬至、大寒、小寒四節之水，同功於雪水；小滿、芒種、白露三節之水有毒等等，由此可知雖然是同樣地區的水，但因時令的不同，其所包含的訊息與功能亦不相同。

同是雪水，同是雨水，季節之別，水性便不同。大自然是神奇的造物主，「道法自然」，選水而飲應遵循自然的法則。

明代名醫李時珍《本草綱目》巨著中，就提出了「水療」的概念，他把水列於全書藥物的一部，並說明水在自然和人體運行的作用。他在書中提到：「水者坎之象，上則爲雨露霜雪，下則爲海河泉井」、「蓋水爲萬化之源，土爲萬化之母。飲資於水，食資於土，飲食者，人之命脈也，而營衛賴之。故曰，水去則營竭，谷去則衛亡。」由此可知早在明代，人們就注意到水與健康的密切關係了。

《本草綱目》指出：「時珍曰，一年二十四節氣，一節主半月，水之氣味，隨之變遷，此乃天地之氣候相感，又非疆域之限也。」由此可知李時珍就特別注意水的「節氣」與「時辰」。李時珍在《本草綱目》中，引用漢代劉熙的《釋名》，對於「臘雪」所下的註解是：「雪，洗也。洗除瘴癘蟲蝗也。凡花五齣，雪花六齣，陰之成數也。冬至後第三戊爲臘。臘前三雪，大宜菜麥，又殺蟲蝗。臘雪密封陰處，數十年亦不壞；用水浸五穀種，則耐旱，不生蟲。灑幾席間，則蠅自去。淹藏一切果食，不蛀蠹。」其後李時珍又提出：「臘雪，甘，冷，無毒。解一切毒，治天行時氣溫疫，小兒熱癇狂啼，大人丹石發動，酒後暴熱，黃疸，仍小溫服之（藏器）。洗目退赤。煎茶煮粥，解熱止渴。」由此看出臘雪能驅蠅去蟲，且十年不壞，但春雪卻沒這個能力，所以「自然」眞的很奇妙，同樣的雪卻因爲下的時間不同，功能竟有如此大的差異。他也認爲「立春雨」有「資發化生萬物的作用」、「宜煎煮發散表邪和補中益氣的藥物」；而小暑逢壬之間的「梅雨」，可用來「洗瘡疥，除瘢痕」；至於立冬後十天到小雪這期間的雨水，他命名爲「液雨」，亦稱之爲「藥雨」，有「百蟲飲此將伏蟄」的功效。五月五日午時的「午時水」，李時珍轉引《金門記》：「五月五日午時有雨，急伐竹竿，中必有神水，瀝取爲藥。」故又稱爲「神水」，具有「清熱化痰，定精安神」的作用，且「宜浸造諸風，脾胃虛損諸丹丸散及藥酒。」李時珍還主張收集柏葉、菖蒲、韭葉和百花草尖上的露水，闡述其

「陰盛則露凝爲霜，霜能殺物，而露能滋物，性隨時異也」。所以他認爲甘露能消渴、明目、養容、延年。

因此由各種古書記載水的不同性質，可以看出同樣來源的水，卻因爲時令的不同，而有不同的屬性功能。

22

聰明喝水的方法

喝水是一大學問

從醫師到養生專家都認爲多喝水可以幫助排除體內的毒素，維持正常的代謝功能。因此，養成良好的飲水習慣，可有效預防便祕、青春痘、血栓、結石等功能性障礙，並可維持皮膚的正常濕潤度，防止老化。

市面上含水的飲料，隨處所見，除了礦泉水、加味水、蒸餾水及包裝飲用水之外，尚有運動飲料、茶、汽水、果汁等，花樣百出，令人目不暇給，但要如何選擇優質的飲用水，使我們能夠眞正享受喝水的快樂與健康，則是一門大學問。

除了患有腎臟病、心臟衰竭、肝硬化的病人不宜飲用太多的水外，其他的人每天最好需飲用2,000cc.以上的水。

水是人體的清道夫與守護神，人類可以斷糧，卻不能缺水，人類可以不吃東西，進行斷食，但絕不能斷水，進行斷食療法或是高僧閉關時，雖然可以十天半月不進食，但卻不能一日不喝水。

由口中喝下去的水，吸收速率快的話，十分鐘就會達到皮膚表面，二十分鐘後即到達細胞內部，其主要取決於水的性質與狀態，也就是說，「分子集團小的水」能迅速滲透人體，爲腸壁吸收且快速到達身體各部組織，發揮促進新陳代謝與排泄的功能。因此，飲用「分子集團小的水」，排尿頻率會增加，幾乎喝水後不到十分鐘就會想上洗手間，此外，水質一旦改變，尿液也會隨之產生變化。

如何健康地飲水

每天應該喝多少水受許多因素的影響，如氣候溫度、代謝率、年齡、性別、食物的量、身體表面積、其他飲料、身體狀況等。一般的建議是6～10杯水（每杯約250cc.），約1,500～2,500cc.，也有建議應達每天3,000cc.。

每天喝水量：排尿量＋無感覺水分喪失量

就以一般人每日正常尿量爲1,440cc.；無感覺水分喪失量，每公斤爲10cc.。以體重60公斤的人爲例，每日喝水量爲2,040cc.。或是建議喝水量比照攝取的熱量，每1大卡的熱量進入身體就必須喝1毫升的水。女性每天的熱量攝取平均約爲2,000大卡，男性平均約爲2,500大卡。因此，女性每天應喝水2公升（8大杯），男性2.5公升（10大杯），活動量大的可喝3公升。

最理想的狀況，就是我們身體流失了多少水，就要儘快補充回來，像運動後大量流汗，迅速補充水分就是正確作法。

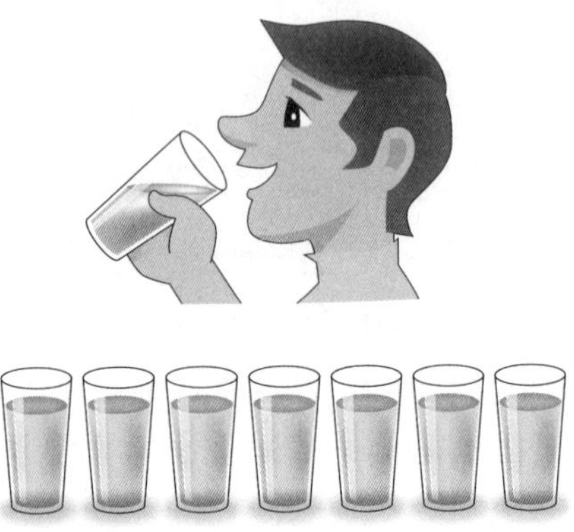

多喝水，每日平均6～10杯（每杯平均250cc.）

一天的基本需水量

關於人體每天需要多少水分才夠，各家說法都不同，實驗顯示，人體每燃燒15大卡的熱量，就會耗損一茶匙（15cc.）的水，以一個體重近70公斤的成年男性而言，每天約需燃燒2,000大卡，一天就需要2,000cc.的水。

當然，隨著活動量的不同，新陳代謝會有所不同，人的基本需水量也自然有異，例如活動量大的運動員，一天就不只需要2,000cc.的水。

喝水的二十五項法則

下列是喝水的二十五項法則，也是最正當飲水方法：

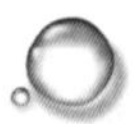

1.清晨一起床，就先喝一杯水，最好是飲用含有充分礦物質的小分子水。經過一夜的睡眠，身體會藉由皮膚蒸發而排出一些水分，因此早晨我們會稍微有輕微的缺水狀態，此時補給身體水分是很重要的。早晨空腹喝溫水不但可以補充睡眠流失的水分，也可以滋潤身體內臟與喚醒腸胃蠕動，並促進排便。起床後，人體的交感神經開始興奮，而副交感神經漸趨安定，而飲水後可以刺激胃壁，而胃受到刺激時則促使副交感神經再次興奮，增強胃腸的蠕動，因此可以促進消化和排泄功能，使排尿、排便順暢，新陳代謝作用正常化。同時，及時補充因睡眠時段中失去的水分、降低因長時間沒有充分水分補給之血液的濃稠度，可以預防晨間中風和心臟病的發生率。

2.用過早餐以後，也最好能喝一杯水，以加強新陳代謝。不過，最好飯後半小時再喝，以免沖淡胃液，妨礙消化。

3.一進公司先倒好水。常坐辦公室的職員，常常因爲忙碌而忘記口渴或沒時間倒水，因此先在辦公室準備一個容量大約500cc.以上的水壺，一進公司就先倒好水，放桌上隨時拿來喝，並儘量在中午前喝完。下午用同樣的方法，準備1,000cc.以上的水（因下午時間比較長），提醒自己下班前，喝完這1,000cc.以上的水。

4.用餐前後，應補充足夠的水分。西方人先喝湯，東方人後喝湯，一般人吃飯後喜歡喝一杯茶，這些習慣都是各有千秋，只要在飯後半小時內，適量補充水分，並提供必要的電解質，增加腸胃的消化吸收率就達到了飲水的效用。

5.睡前喝一杯水。國外研究發現，中風、心臟病等容易在清晨發作，這和身體水分不足有關。因爲晚上入睡以後，會有長達六至八小時不再攝取水分，因此會增加血液濃度，影響血流順暢，所以就寢之前最好再適量喝點好水，幫助沖淡血液。如擔心半夜跑廁所，可將喝水時間提前一小時。不要因爲怕夜間起床而不敢喝水，其實人體在睡眠的時候會自然發汗，並且從呼吸中也喪失不少水分，因此如果不能在睡前補充水分，在水分喪失卻不能適時補充的情況下，早上起床後會有口苦和口乾舌燥的感覺，因此最好在睡前半小時內要預先補充含有電解質或離子化礦物質的水，以維持體液和血液濃稠度的平衡狀態，預防夜間和清晨中風，同時也能降低尿液濃度，預防結石的發生率。

夏天開冷氣睡覺能睡得好一點，不過冷氣有防潮乾燥的作用，更是會流失水分，因此有開冷氣睡覺習慣的人更應該睡前喝水，但是不要喝茶，因爲茶有利尿作用，反而會排出比喝下去更多的水分，造成水分流失，就算不會受咖啡因提神作用的人，也不適合在睡前喝茶。

6.運動時須隨時補充水分和離子化礦物質。運動員在競賽時，爲了減輕身體負擔，多半不喝水，但是如果在暑熱下，身體水分不足，血液變得濃稠，體內的電解質失去平衡，反而會產生不正常的生理現象，因此補充適量含有電解質的水是很重要的。

7.發燒、感冒、血壓高、腹瀉的病患也得常喝水。在治療高血壓時，除了藥物之外，醫生常搭配利尿劑，因此更需補充水分和電解性礦物質。感冒發燒時體內水分因發熱被蒸發，因此要經常喝水補充，並且喝水以降低體溫，多喝水多休息才能早日康復。腹瀉的人，最怕脫水，因此不要因爲怕腹瀉而不喝水，如果腹瀉太嚴重，則必須去醫院打點滴注入生理食鹽水，以防脫水。

8.精神壓力重和經常頭痛時要多喝水。精神上或工作上感受到壓力時，神經系統出現緊張狀況，慢慢飲用含有離子化礦物質的小分子水，可以讓水分子快速進入細胞內平衡電解質，鎮定神經以舒緩壓力。

9.喝酒前先喝水。喝酒前先飲一杯含礦物質的小分子水，可以防止酒精直接刺激胃黏膜而造成傷害。同時胃中的水可以把酒精沖淡，緩衝肝臟對大量酒精進行排毒的衝擊，降低肝臟的負擔，減少宿醉的不適。

10.洗澡前後先喝水。國人在習慣上喜歡睡前沐浴再上床睡覺，但洗澡的時候最容易流失水分，因而建議，洗澡後應該馬上補充水分；如果有泡澡習慣的人，則應該在洗澡前先喝一大杯水，以免在浴室停留太久，流失過多的水分。

11.定時補充水分。人體失去1%的水分時才會有「口渴」的感覺，然而從喝水，經吸收再運輸到全身，需要六十分鐘，所以等到「口渴」再喝水，表示身體已經缺水六十分鐘。當身體的水分不足，有時會呈現假性飢餓感（其實是口渴，卻讓人以為是飢餓）。因此養成定時喝水，不但可以補充身體水分，也能達到減重的效果。

12.莫等到生病時才「多喝水」。我們常會對生病的人說：「要多喝水。」尤其是當感冒時，或被流行病毒感染時，要多休息、多喝水，身體就會痊癒。問題是——並不只有生病的人才需要多喝水。如果日常就喝足夠的水，即可以預防疾病。細胞有足夠的水分，可以正常代謝，即不容易生病。

13.先渴而飲。一千五百年前的道家養生大師陶弘景主張：「故養性者先飲而食，先渴而飲。恐覺飢乃食；盛渴乃飲，飲必過。」此一觀念歷久彌新，現代人也應遵守。在尚未感到口渴時就喝些水，還未飢餓之前就可吃些食物以避免因口渴飢餓而暴飲暴食。

身體缺水、脫水時，身體承受巨大的生理壓力，無法正常運作，自然容易生病，這是自己造成的，怨不得別人。平常就應該多喝水，餓了、身體乏了、不舒服時都應該先喝水。古人稱水為「百藥之王」，又說「藥補不如食補，食補不如水補」，眞是經驗和智慧的結合。

14.患有痛風的人要多喝水。痛風的患者，其血液中的尿酸值普遍升高，通常經由尿液、糞便及汗液排出體外，但是最主要尿酸的排除通道還是經由腎臟經過尿液排出，因此痛風患者常常有尿酸過高的現象。喝水不足，尿量減少，導致體內尿酸排泄功能降低，尿酸值就會升高，引發關節腫痛，此時除了飲食調節控制尿酸的產生外，並要大量喝飲小分子水，使尿酸儘量早些排除體外。

15.容易有結石的人及泌尿器官發炎的人要多喝水。容易產生腎結石、膀胱結石、尿道結石或是膀胱炎、尿道炎的人，大多飲水量都不足。當尿量減少，造成尿液中結石的成分濃度增高時，就有產生結石的機會。憋尿致使尿液在膀胱中滯留，造成細菌滋生。如果沒有攝取足夠的水分，適當的排尿，就會引起膀胱和尿道感染。所以預防結石，以及膀胱和尿道發炎，最好要多喝滲透性強的小分子水，並且養成不憋尿的習慣。尤其是晚上睡前應喝一杯水，以補充夜間八小時間經由流汗及呼吸時流失的水分，讓睡眠時段的尿液不至於太濃，這樣就很容易達到預防的功效。

16.經常吸菸和有慢性支氣管炎的人要多喝水。因爲水是最好的溶劑，可以稀釋沖淡人體內各種有害的物質，使其毒性減弱，因此，多喝水，可以降低尼古丁在人體內的毒害，同時小分子水能促進身體新陳代謝功能，能促使因抽菸而吸入體內的一氧化碳排出體外，排除附著在肺葉和支氣管上的焦油，減輕支氣管的刺激，並降低痰液的黏稠性，使其容易排出，減少咳嗽和氣喘，讓呼吸順暢，因此有菸癮的人最好每天多喝含離子化礦物質的小分子水，除了補充因吸菸而喪失的水分，和被破壞的微量元素外，並且稀釋體內尼古丁和焦油。但是，最好的方法，是在想吸菸時，用一杯水來代替，慢慢飲用，說不定還可以達到戒菸或節制菸量的成效。

17.腎臟病與心臟病的患者，飲水要限量。有心臟病、腎臟病、肝硬化和糖尿病等疾病的患者，應遵從醫師囑咐節制飲水量，因為他們只要多喝一些水，就會增加心臟、腎臟等器官的負擔。患有腎臟病、洗腎及因心臟病而引起水腫的病患，因為要減輕腎臟的負擔，必須依照醫師和營養師建議的飲水量飲水。

18.水分的補給時間因人而異。個人的生活環境有所差異，補給時間也不同，不過成人每天平均需飲用2,000cc.～2,500cc.的水（包括用餐的湯和其他飲料）。通常飲水時間最好養成習慣，以維持體內水分的良好平衡。

19.少量多次喝水。人的身體就像海綿一樣，如果乾燥時需要適當的水分才能還原，但若一次倒入太多的水分，它也只會流失無法吸收，且可能因為電解質不平衡而引起水中毒。因此正確的飲水方式，必須少量多次喝水，適時補充身體的水分。

不同工作量與需水量之間的關係

工作量（活動量）	職業身分示例	每天每公斤熱量需求	每天每公斤基本需水量
輕工作量	家庭主婦、文書人員	30大卡	30cc.
中工作量	店員、老師、外務員	35大卡	35cc.
重工作量	泥水工、搬運工	40大卡	40cc.

20.平靜安祥的慢慢喝水。當身體處於活動狀態時很需要水分，但如果一下子喝水喝得太急，很容易會連帶吞進許多空氣，使食道或胃部快速擴張，刺激胃酸大量分泌並使胃部快速蠕動，反而造成身體不適，並且會削弱排出體內代謝物的能力。喝水最好能坐下平靜安祥的慢慢飲用，同時每口水最好能在口腔中停留幾秒鐘才嚥下去。

21.咖啡、果汁不等於水。雖然咖啡、果汁、碳酸飲料和茶、牛乳、豆漿、湯都屬於流質食物，均含有相當多的水分；但爲了健康著想，最好還是降低它們的比重，多增加飲水比例，儘量養成以好水取代咖啡、紅茶、果汁和碳酸飲料的習慣。

現代人喝了較多的牛奶、果汁、含糖飲料，這些飲料在體內的功能和水是不一樣的，無法取代水，因此不算水。咖啡、濃茶、啤酒、烈酒等利尿的能力很強，反而會帶走更多的水分，易造成身體缺水。並非所有進入體內的液體都是水，有的含太多利尿的成分，有的甚至會使血液更黏稠混濁，並不具備好水清潔身體、運送氧及營養的功能。其實，水就是很好的利尿劑，喝多了水，尿液自然多，而且水的溶解力強，同時可把尿酸、丙酮酸等酸毒帶走。

22.勿輕忽飛機上的飲水。有專家指出，飛行三小時的人，一不小心就有可能讓體內減少1公升的水。而且飛行時間越久空氣越乾燥，脫水量也越多。這種脫水情形，會讓體內的細胞無法有效率的工作，導致疲勞和精神不佳。很多人覺得長途飛行後非常累，其原因之一就是沒有補充足夠的水分。機上的咖啡、茶和碳酸飲料等，會增加利尿作用，加速水分從體內排出，因此反而不能多喝。

由於飛行中氣壓下降，體內的氣體會膨脹為平地的2倍，因此一旦喝下碳酸飲料，就會加重胸悶、腹脹的感覺。當然，飛機的高度也會增強酒精的負面作用，讓人感到更加不舒服。因此，在飛機上最好的選擇就是清水。

23.有氣喘的人，運動前先喝水。患有氣喘的兒童和成人曾因運動而使舊疾復發者，要在運動前先喝水，並且絕對不要喝含有咖啡因的蘇打飲料。此外，每天不可喝超過兩杯以上的柳橙汁。這是因為柳橙汁中含有高量的鉀，易引發氣喘。身體對水的需求，是無法以果汁甚至牛奶代替的。

24.不要以口對口的方式喝瓶裝水。醫學界發現用口對口的方式喝礦泉水，要是剛好口腔中有少量不足以致病的綠膿桿菌進入瓶內，這個瓶子就會變成培養液，十二小時後，菌數就足以引起喉嚨痛。因此，還是勸大家喝礦泉水時，不要接觸瓶口！

25.喝水前應懷有感恩慈悲的心。在能量醫學的驗證下，在正面思想下喝入的水，也具有正面保健的訊息。

23

品嚐包裝水的祕方

如果你也對市面上五花八門的進口水躍躍欲試，建議單獨只想飲水的人，首先從順口的開始嘗試，先從非氣泡式和礦物質口感不太高的水先嘗試，或選擇純淨的冰山和冰泉水。

若是要用餐，則可搭配氣泡較細緻的義大利或奧地利礦泉水，讓口氣更清新，也更能品嚐到食物的原始美味。至於抽雪茄的人，因爲口感較重，可選擇粗獷風味氣泡水，相互提味。剛開始不習慣喝氣泡水的人，不妨先微冰一下再飲用，氣泡會更細緻，比較沒那麼衝，同時也可以調配鮮搾果汁來搭配飲用，讓味蕾逐步愛上那躍動舌尖的水滋味。

市售瓶裝水除了得留意水源地是否是有口碑依據，還得小心瓶裝品質是否爲廉價劣質的塑膠瓶身，以及飲用方法更得留意。市面上販售的衆多瓶裝或罐裝水，用劣質的塑膠瓶則可能會釋放不良化學物質於水中，或者瓶裝水是否長期放置於容易日照導致水變質的地方。醫師並提醒，開飲時別直接對著瓶口，以免口中細菌混入，開瓶後最好在一天內儘速喝完。

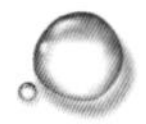

不得輕忽盛水容器

最佳的盛水容器材質應該爲陶瓷容器，其次爲玻璃，但是也要注意是否含有毒素或是重金屬鉛。再次爲金屬容器，並以不鏽鋼爲首選，但是也要注意是否於加工過程中有重金屬殘留，還要注意裝入酸性或鹼性食材的安全性。最後才是塑膠製品，也是最大宗瓶裝水的容器。塑膠容器中又以PET（聚乙烯對苯二甲酸脂）也就是俗稱的寶特瓶爲主。依據美國的塑膠業者所設計的塑膠材質辨識碼從1號到7號，寶特瓶爲1號材質。

由於1號材質寶特瓶爲最常用的瓶裝水容器，因此更要特別瞭解其安全性和該注意的事項。

寶特瓶裝水放久後銻含量增加

銻（antimony）是銀白色天然金屬，銻可用作PET生產中的縮聚催化劑，因爲高效價廉，因而使用廣泛。

德國曾經調查全球28國、共132個包裝水品牌，發現包裝水放越久，水內可能致癌金屬「銻」的含量越高，如香港跟法國都有販售的法國包裝水，香港樣本銻含量是德國的一倍多。

寶特瓶裝水中銻元素的濃度，會隨著存放的時間拉長而增加。目前無銻寶特瓶，已與國內PET聚酯大廠合作準備量產，使用不含銻的鈦寶特瓶。日本限定寶特瓶中的銻含量應小於200ppm，對熱罐裝用的飲料，則禁用含銻的寶特瓶。

爲了環保的需求，許多寶特瓶的材質量減少，瓶子變得很輕薄，雖然有助於環保，但是更容易受熱而變質，因此除了要注意其保存期限外，更要注意存放處的溫度不可太高且盡量避免受到陽光直射。

24

罐裝飲料是疾病禍首

有些人從不喝白開水，一定要喝清涼飲料，例如，果汁、可樂、碳酸飲料、乳製品或加味水等，這些飲料除極少量的果汁外，其餘大部分內容物都是人工甘味、糖、化學香料、色素，甚至防腐劑等。

碳酸飲料爲了追求色相和口感，往往會加入大量的人造色素和人工甘味。以橘子汽水爲例，它根本不含任何新鮮橘子汁，只是用紅色、橙色染料並添加多種人工甘味來模擬橘子口味碳酸飲料。結果喝下的是水和一堆化學添加物。除了熱量外，對身體全無益處。

更可怕的是，雖然某些人造色素和人工甘味劑都標榜「可食用」，但在動物實驗中被證實長期食用會致癌，並會引發過動兒、呼吸道敏感、哮喘及各種過敏現象。

同時，長期飲用含糖分高的飲料，會導致食慾下降、營養失調，進而產生肥胖症、糖尿病、精神萎靡及記憶力不集中等功能失調症狀。此外，大量的糖分會帶走體內的鈣質。我們都知道「鈣」是骨骼和牙齒的主要成分，並能保持體內的弱鹼性、平衡肌肉的收縮，同時，鈣與鎂結合能產生均衡作用，維持身體各種酵素的轉換功能。所以，攝取過量的高糖飲料，會造成體內鈣質大量流失進而引起蛀牙、骨折及免疫力降低等問題。

此外，清涼飲料中常含有多量的磷，而身體內磷含量過多，也會導致鈣質的流失。醫生們曾一再提醒家中有過動兒的家長們，不要給孩子喝罐裝飲料，因爲鈣質缺乏，會導致精神焦躁不安。

25

先喝對的水，再把水喝對

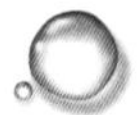

喝水要重質重量

一般人談論到水，多把水分爲「溶質」和「溶劑」兩個部分，前者強調水中礦物質含量，把水的功能單純歸屬爲礦物質的作用，認爲水中礦物質種類越多越好，含量越高越好，而後者卻強調水的溶劑作用，或是僅只在突顯水的某種單一特性或功能，例如，經電解處理後，強調水中的pH值；經磁化處理後，強調水中的電導係數或水分子束的大小等，而卻忽略了水是水溶液的整體指標。

當需要喝什麼水之前，要先將水分爲「安全」、「美味」、「健康」以及「代謝」的四個等級；這四種等級的水是完全不同的概念。

所有的水均有解渴作用，但不是所有的水都具有生理功能。「安全」、「美味」水主要強調水的安全及解渴作用；而「健康」、「代謝」水在安全及解渴的基礎上，更強調水的健康與代謝功能。

每天所喝的水的質與量，乃是決定我們健康品質的重要因素。具有生命的活水是維護健康的重要元素，藉以協調身體的正常運作。如果喝錯了水，就會形成身體的負擔，日久人就會生病。

人體的血液中有90%是水，而人體約有六十兆個細胞，均需浸泡於水中方得以生存。所以，沒有食物，人類還尚可存活一個月以上，但若沒有水，至多也只能維持四天的生命，可見水對於人體健康的影響是多麼重要。

人類想要改善疾病，追求健康，就得先從「水」這方面著手，同時並得兼顧其中礦物質的成分及比例含量，其分子團的結構於大小以及含氧量等，才能享受到喝好水護健康的成果。

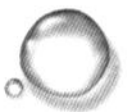

利用好水使體能復甦

適量飲用好水，能使身體的新陳代謝恢復原有的狀態，並能使食物消化吸收良好，血液循環順暢，營養能順利地運送至身體各處。殘留的廢物能順利地排出體外，尿液、糞便與汗液等也能正常而規律地排出。此外，腸道內的益生菌也可獲得滋養。這些都是因爲有好水在細胞做有規律的替換，促進酵素與離子的功能活絡化，保護遺傳因子DNA，進行正常的活動，復甦細胞活力。一旦達到這種健全的狀態時，就能夠增強身體的免疫力與修復力。這就是利用「好水」促進健康在「預防醫學」上的重要一環。

市面上的水有上百種之多，但並非純淨就是好水，眞正有益健康的水應具有「生命」。以糙米和白米爲例，將糙米埋在土壞裡，它會再發芽生長，因爲它具有生命、能量，而白米看似純淨，但卻無生命。好水應該也能孕育生命，因此「好水」，就必具有能夠擊潰活性氧增強自癒力、促進新陳代謝的各項功能。

健康好水必須具備可以完全通過檢驗認證的有利健康的條件，最好在自然界曾經存在，而且經過許多人長期飲用，證明確實有祛病延年的功效，如存在於世界知名長壽村的水。

水的能量在哪裡？

曾有媒體披露，某家知名的能量水業者，因爲標榜以能量水治病而遭人指控涉及詐欺。很可惜的是，在媒體連日沸沸揚揚的撻伐下，原本對於水，或者是對於能量都缺乏認知的一般民衆，並沒有機會藉這次事件的討論，獲得應有的認識，反而在媒體一面倒的聲浪中，加深了對於相關眞理的誤解。

其實能量醫學並非新崛起的科學，能量的檢測和相關的運用儀器在國外也已行之多年，只是在國內的環境裡，能量醫學被排斥在主流醫學外，不但政府的行政單位裡找不到一套可以檢測能量的儀器，主管單位對此的認知，又遠遠落在學術機構及民間業界之後，因此形成了業界只能「本乎一心」，各憑良心做事，而民衆對於業界及其商品的良窳，也只能瞎子摸象，好壞全憑自己的運道。

能量水究竟能不能治病，在此並不能爲任何廠商背書。但是水與人體的關係非常密切，日常飲用水的好壞絕對會影響到我們身體的健康，這是一個容易被人忽略的事實。什麼是好水？我們所喝的水真的只有化學上所謂的H_2O嗎？這樣單純的化學分子能夠上演怎樣的複雜戲碼呢？其實從水的微觀世界來看，一杯水，乃至於一滴水，其複雜性都已經超過一般人所能想像。

細胞水分正常時DNA螺旋體是逆時針旋，但細胞缺水時就變成順時針旋

當人體攝取到的水分是健康的、足夠的，則DNA雙螺旋體的旋轉呈逆時針方向；當人體嚴重缺水或水的汙染嚴重，則雙螺旋體的旋轉呈順時針方向。因此，營業學家、保健專家或醫生不斷地呼籲每天要喝好水。

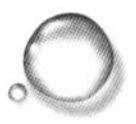

好水的條件

好水絕無汙染物

好水絕無農藥、重金屬、化學毒藥等汙染物質。世界衛生組織及各國自來水法規，均明文規定：飲用水不得含各種化學及離子化的金屬毒物，但「游離氯」部分，為了殺菌卻無法避免。「氯」能殺菌，當然也會破壞細胞。日本科學家做了一個實驗：先盛一杯含氯的自來水，將一根手指伸進杯裡，馬上抽出來，這一瞬間，手指的細胞竟然壞死掉十五萬個。含氯的自來水，一經紫外線照射或加溫，馬上會結合水中其他有機物，形成致癌劇毒「三鹵甲烷」。而好水不但不能有汙染物，還要幫助身體排出像有機汞、鎘、戴奧辛、有機磷、鋁、鉛等各種毒物。每喝一杯水，三十秒會到達血液，一分鐘到達腦部和生殖器官，十分鐘到

達皮膚組織，二十分鐘到達肝臟、腎臟和心臟，好水因為進出細胞非常容易，代謝快，科學家只要透過毛髮檢測，即能判別出好水和普通自來水的不同效果。目前台灣也有醫生透過活血分析儀，觀察好水對患者毒物排出的各段療效。

好水要「短、小、輕、薄」

好水必須是分子排列整齊與密度較高的小分子水。由於受到磁波切斷水分子團的影響，使得重新組合的水分子團變小，形成小分子水，不但口感順口甘甜，能迅速滲透細胞。此種「小分子水」密度較高，帶有黏著性，容易附著於人體的細胞表面進而活化細胞，使體內養分和氧等的運送和代謝順暢，疾病得以早日康復。

體冷症之所以好發在女性身上，主要是因為女性的胸部與臀部的脂肪特別厚，這些肥厚的脂肪會擠壓血管，導致血管因而變窄小，這時候如果作為載體的水分子團太大，進出血管管壁不順暢，造成氧氣或其他營養成分無法正常運送，進而導致線粒體無法燃燒產生熱能，最後產生體冷的症狀；再者，血液裡的代謝物也無法有效的排出體外，形成身體代謝上的障礙，也就是日本人所謂的「細胞便祕」現象。根據日本專家的建議，解決這種現象最安全的方式，就是選用穿透力較佳的小分子團的飲用水，以方便水行使它應有的載體任務。

好水必須是短鏈化的小分子水團

「水」，看似簡單，生活周遭唾手可得，其實不然。1945年，美國布洛赫（Felix Bloch）和巴塞爾（Edward Purcell）兩位

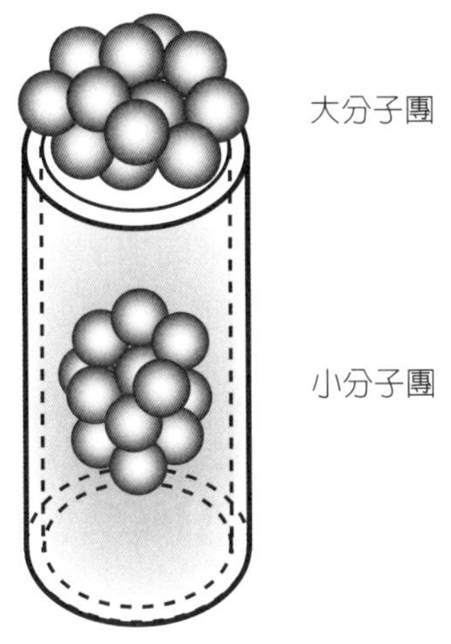

小分子團的穿透力較佳

博士發明NMR之後，日本物理學家松下和弘也開始研究水的極性，並使用NMR分光法，發現水分子團在大小不同時會發出不同的信號，於是更進一步將其數值化，並以赫茲（Hertz, Hz）為單位。一般而言，當數值愈小時，則分子團愈小。

根據日本長期研究的結果顯示，最有利於人體的水，分子結構以6～8個分子群聚，其NMR值在70～80Hz為最佳，也就是說，這種水的理化性最能滿足人體需要。

分子團不僅可以量化，它的量化在自然醫學上也有相當的意義。改變水分子的大小，最具體的效益就是可以增加水的溶解率，可以協助人體對礦物質、酵素、荷爾蒙、維生素的分解與吸收。

事實上，水分子團的大小不僅與水的酸鹼值有關，也與水的表面張力、氧化還原電位，以及水中的溶氧度等等理化現象息息相關。

經過多位著名的科學家，其中並包括了數位諾貝爾獎得主，共同發現了生物細胞中的「水通道」和「離子通道」。並且拍攝到「只允許水分子經過的水通道蛋白影片」和「離子通道」的影像。因此更證實，平日所飲用的水，爲什麼需要個頭小的「小分子團活水」，以及水中離子態礦物質的必要性。

雖然水分子大小的檢測值並不穩定，也就是說每一次測量數字值未必相同，但其趨勢與範圍卻可以取得，因此儘管有少數的科學家對於水分子測量抱著不同的看法，但絕大多數的專家依然認爲，水分子團大小的界定，還是有其相當的意義與必要性。

各種水的水分子團大小

採樣	赫茲（Hz）
雨水	130
天然泉水	122
礦泉水	94
井水	105
自來水	117
蒸餾水	118
日本長壽村的水	80

絕對的小並非是絕對的好

在此必須要強調，分析水分子大小，並不意味「絕對的小就是絕對的好」。小水分子雖然有較好的活性，易於穿透細胞，同時也有比較優異的溶解性，使沾黏在細胞上的外來物更容易剝離，但過於小的分子結構，也可能因爲滲透過於容易，而導致血液裡的營養物質（例如微量礦物質等）也跟著流失。

好水要有低表面張力

如果以水的表面張力大小來檢測飲用水的水質時，可以發現表面張力除了和分子團大小有關外，和水的酸鹼值也有密不可分的關係，表面張力越大，水中氫離子也越濃，水的酸鹼值也越小，也就是水質越呈酸性。相對的，分子團越小的水質，不但表面張力較小，其氫氧離子濃度較高，酸鹼值也較大，也就是水質會呈現鹼性。從這樣一個相關聯性來分析，不難發現水的表面張力大小，和人體的健康也有直接的關聯性。

附帶一提的是，低表面張力的水，不但可以協助人體做好體內環保，它的乳化作用，也可以兼具環境保護的效益。好水的乳化作用能使排水管的油汙逐漸消失，也比較不容易孳生蟑螂、螞蟻。看來低表面張力水的好處還眞是不少！

水的表面張力現象常見在生物界裡，像這樣利用水的表面張力，自由行走於水面上的例子，多不難見到，例如，在水面上產卵的蜻蜓，以及以水面爲家、長時間在水面上大跳芭蕾舞的水黽等。

什麼是水的表面張力？當我們倒滿一杯水時，水面上會拱起一個弧面，這就是表面張力的現象。另外，從水管裡頭滴下來的水滴、荷葉上滾動的水珠，這種球狀型的水滴現象，都是表面張力作用的結果。至於水的表面張力又是從何而來呢？說穿了，就是水中氫、氧離子，在相互吸引時，受到內聚力的作用所形成的。

好水的表面張力必須低於70達因（dyne），所謂「達因」就是dyne/cm，意爲將1公克的物體拉開1公分距離所需的作用力。一般自來水的表面張力在73～75達因之間，且含有帶正電荷的鈣離子、鎂離子，以及帶負電荷的氯離子、碳酸根離子。因爲離子所產生的靜電引力，所以和水分子團間糾結一起，形成較大的表面張力，結果黏著度較高、滲透力較低、溶解力也較差，不利人體細胞的吸收。利用好水則不一樣，由於受到環境磁場和礦物放射能量的影響，活性較高，鈣、鎂離子核外電子的自旋和繞核旋轉運動（好比地球的自轉與公轉）發生了角度的變化，原有正負電的靜電引力被破壞，於是黏著度降低、滲透力較高、溶解力也較好，正確的說法就是表面張力降低，有利於人體的吸收利用。一般人喝了好水之後很快產生尿意就是這個道理。一般蒸餾水的表面張力約爲76達因，而長壽村的天然活水，其表面張力爲68達因以下。因此好的飲水製材，其所製作出來的好水，其表面張力應該以不超過70達因爲最佳。

根據實驗證明，表面張力越大的水分子，它的黏著度高，而滲透力反而相對減弱，溶解力也較差，也就是說，體內進行代謝作用時，作爲載體的水如果分子團越大，越不容易穿透細胞膜，對於體內養分和代謝物的交換，功能也較爲有限；而小分子團的水，穿透細胞膜較容易，對於人體吸收、代謝，幫助較大。

低表面張力的水，對於排除人體體內的毒素相當有幫助。因爲對人體有害的毒素，多爲脂溶性，容易積存在人體的脂肪內，例如戴奧辛和會干擾內分泌運作的環境荷爾蒙等。經常飲用低表面張力的好水，可以加速體內的代謝，可以幫助毒素從脂肪中排出。另外，好水的溶解力和乳化力，也可以幫助分解血管內過氧化脂質的膽固醇，幫助血壓恢復正常。

好水的氧化還原電位差較低

氧化還原電位差低的水才是好水。除水分子束的大小影響水在人體內的吸收和代謝率之外，水的電位變化也直接影響到人體對水的吸收。一般自來水的電位約在500～650mV之間，而優質的瓶裝礦泉水約在300mV左右。

計算「氧化還原」電位大小的單位是毫伏特（mV）。當物質越容易造成「氧化」現象時，其所含的「氧化還原電位」值越高；如果電位值偏低，則表示該物質容易釋出電子，容易讓接觸的物質還原。

低電位差的水是最快速的抗氧化方式。「氧」是生命體存在不可或缺的物質，但因爲它的氧化還原電位相當高，爲820毫伏特，因此過多的氧很容易發生「過氧化現象」，造成許多致病因子的形成。正因爲過度的「氧化」，被視之爲是「衰老」、「疾病」的象徵，因此緩和身體「氧化」的現象，就形成現代人追求健康的一個指標。

怎樣才能讓身體的氧化減緩？日本的養生專家船井幸雄提出了一項建議：要抗老化，就必須要多攝取偏負電位、成還原性的食物和飲水。

所謂不正常「老化」，就是細胞不是自然代謝，所攝取的食物偏正電位在+200mV以上，不但不能供應多餘的電子給身體中的自由基，反而與身體中的自由基合流，一起搶奪人體細胞的電子，造成器官的病變和老化。反之，如果攝取還原性的食物或飲用水，則不但能供應多餘的電子給自由基，減少它攻擊細胞搶奪電子，同時還能供應電子給受傷的細胞，幫忙修復細胞。

日本的飲水專家們經過多次實驗更證明，水中的氧化還原電位值在－100mV～＋100mV之間的飲用水，最符合人體健康需要。水中的氧化還原電位如果低於－100mV，對人體的生化反應也會形成阻礙，因此也不適合人體吸收、運用。而以台灣目前的自來水質，其氧化還原電位都在＋300mV以上，是標準的「氧化水」，根本不適宜飲用。

根據日本光岡知足教授所著《腸內細菌的話》一書中指出，水在包括盲腸、結腸、直腸的大腸內重新被人體吸收利用時，其在大腸內的電位差為－250mV，換句話說，也就是水的氧化還原電位從進入口中的電位一路經過胃降低至＋150mV後，再經過十二指腸、空腸而降到－50mV，至迴腸降到－150mV，而最終至大腸則降到－250mV。這一連串電位差的下降，可能是因為腸道內的微生物經過複雜的氧化還原生化過程，使水的電位差下降因而有利人體的吸收。這也是健康食品界近來不斷推崇腸道活益菌神奇功效的原因，因爲腸道益菌最大的功能之一就是有利於水的吸收。因此，水的氧化還原電位愈低，愈有利於人體的吸收，進而達到養生的功能。

以「氧化還原電位計」可以很容易的測量到水的電位變化，以多種離子化微量礦物質加入自來水中，就可顯著降低水的氧化還原電位，造就有益健康的好水。

水因為進出身體最為快速，人體對水的需求量也最大，因此水可以說是最容易調節身體體質的物質，因此選擇好水非常重要，尤其是選擇水質偏鹼、氧化還原電位趨於－100mV～＋100mV之間的健康好水。

好水的酸鹼值應偏向弱鹼性

健康好水的酸鹼值不應太酸或太鹼，如能接近人體血液和細胞內液的微鹼性較為理想，身體可以直接利用而不會造成負擔。

以pH值顯示物質的酸鹼性。英文字母pH中的p，就是pick up拿到、得到的縮寫，而H就是氫元素，國際上爲表示對水質檢測是酸性或鹼性，就以水中有多少氫含量來訂標準，pH 7爲酸鹼平衡的中性標準，大於7就是鹼性，反之則屬酸性，這就是pH的意義。歐、美、日本等先進國家，瓶裝飲用水外觀瓶上，政府均嚴格要求業者必須將pH值明顯標示，讓消費者知道，因爲這項數據就是「健康飲用水」最基礎性的評比要求。

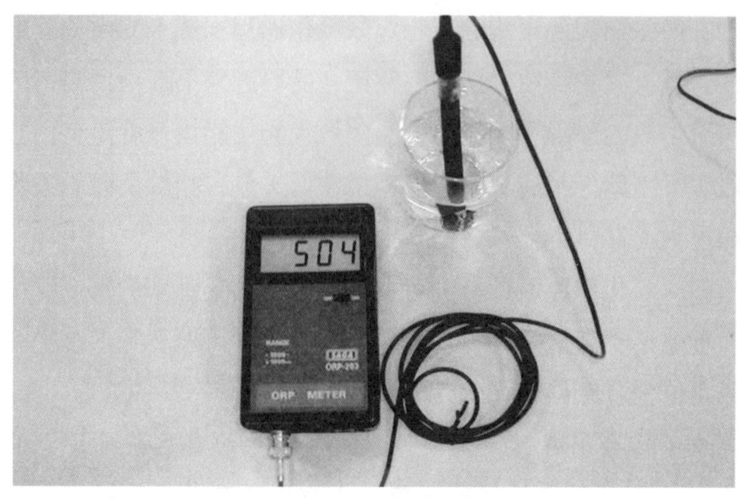

一般自來水以氧化還原電位計測試後，其氧化還原電位在450～650mV之間

一般自來水的氧化還原電位

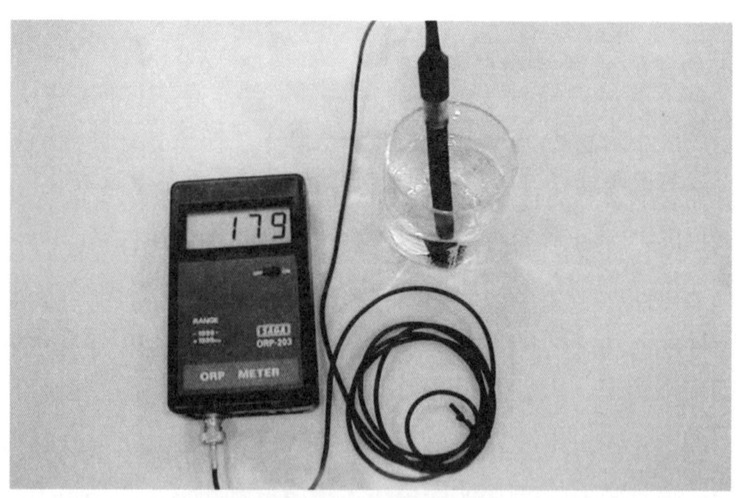

在一杯自來水中加入數滴離子化微量礦物質，經過氧化還原電位計測試後，其氧化還原電位明顯下降至低於200mV

含有離子化微量礦物質水的氧化還原電位

既然人體的酸鹼值必須維持在pH 7.35～pH 7.45之間，選用飲用水時，更應該要以這個酸鹼值的標準來考量，因爲只有直接選用標準值的水，才能免除身體的負擔，才能讓身體輕輕鬆鬆的吸收、輕輕鬆鬆的運用這些「水資源」。更何況現代人大多習慣食用大魚、大肉等偏酸性的食物，為了代謝這些食材，體內鈣質的流失已不可避免，因此選擇讓身體最沒有負擔，pH值最貼近人體需要的飲用水的重要性就非同小可了。如果對照世界知名的長壽村，這些人瑞長期飲用的，正是偏於鹼性的天然好水。

人體的酸鹼值大致維持在pH 7.35～pH 7.45之間，如果酸鹼值低於7.3甚至於7.2以下，不但各種疾病會叢生，就連癌症也會找上門。如果低於7.1或7.0以下，哪怕是華佗再世也救援不了。因此維持體內酸鹼值的穩定，對身體來說，是一件相當重要的事情。

會影響體內酸鹼值的因素，除了身體本身的代謝能力外，外來的飲水、食物也是決勝的關鍵。一個人如果長期使用偏酸性的食物，尤其是身體仰賴最甚的飲用水，一旦酸性水到達人體的血液裡時，人體的神經中樞就會下達指令，讓身體釋出鹼性最強的鈣液來與之中和。日復一日，如果鈣質的攝取不足或因其他因素造成鈣質的吸收不夠，就免不了要因爲缺乏鈣質而導致骨質疏鬆。

酸鹼值7.3～7.5的體液是人體正常運用所需的準位，在這個準位上，血液中氫氧根離子（OH^-）的數量，會大於正氫離子（H^+），全身體液偏微鹼，表示在血液中的溶氧量適當。血液酸鹼值降至7.2時，全身會出現酸毒，免疫力下降，急慢性病開始出現，如未適當處置，當酸鹼值繼續降至7.0，立即面臨死亡。

正常情況下，純水的理論pH值爲中性，但因爲水中本來就可能溶有一些礦物質離子，或是空氣中的二氧化碳與水接觸形成碳酸根離子，因爲使得多數的水呈現pH微酸性，亦有少數呈現pH微鹼性。因此pH值只是一種理化性質的表徵現象。

市面上的包裝飲用水的pH值一般都是呈現弱酸性至中性，天然礦泉水有時因爲其中的礦鹽種類不同，可能呈現弱酸性至弱鹼性，目前在科學上亦沒有任何定論指出飲用水的酸鹼性和健康有關。天然礦泉水是由於富含各種礦物質，因此才被認爲有益健康。用酸鹼值來判斷水的優劣與健康，雖然是一種倒果爲因的說法，但是以水具有極性而言，小分子團的水實確應該呈現弱鹼性。至於偏鹼度太高，超過8.0時，對部分偏酸體質的人或許有扶正作用，但並不適合多數正常體質的人長期飲用。

一篇令人驚奇的研究報告

由世界自然醫學大學（WONM-UUIVERSITY）碩士班的賴淳裕發表於2011年第五屆世界自然醫學術大會的「游移細胞的水」研究內容中，包括下面的一項實驗：

> 水的電位差「低電位的水就是好水嗎？好水的電位愈低愈好嗎？」鹼性水就是好水觀念是否對錯。以同樣pH質的鹼性水檢驗其電位差時，會產生不同的電位差。例如pH9.0的鹼性水其電位差可能是＋1至～100mV（包裝水），也可能是－200～－

300mV（電解水），前者為氧化效應，後者則為還原效應。因此氧化還原電位與pH值並無絕對關係。那低電位的水就是好水嗎？好水的電位愈低愈好嗎？從市售瓶裝水及瓶裝果汁、新鮮果汁、可樂、奶茶、汙染的水溝，模擬了一次電位差的實驗，使用ORP-81檢測儀進行檢測，全程儀器校對及沖洗均使用二次蒸餾的純水，進行檢驗得到的結果為：

從淨水的角度而言，發現瓶裝水幾乎偏向正電位，也再一次驗證酸鹼值與還原力（電位差）無直接關係。以中和區自來水經過淨水器處理後，確實證實了具有還原力（還原力達－453mV）。但不是每一種過濾器均有還原力。市售常見的飲料中也發現可樂偏正電位（＋80mV），但奶茶卻偏負電位（－35mV）。這似乎與淨水觀點中偏負電位對人體較好產生矛盾。再另取水溝水樣檢驗，更驚訝的發現電位差達－404mV～－519mV。此矛盾點更破除了電位低就是好水的錯誤論調。這或許是定位點的錯誤，但卻容易變成說明上的盲點，也偏頗了對身體有益好水的認知。

這是一項令人深思的報告，但是賴淳裕也表示，水溝中如果含有多種有害物質，包括各類重金屬及化學原料的汙染，也會產生負電位差。

好水有完美的溶氧量

氧對於我們的身體影響力相當大，過猶不及都會造成身體傷害，因此選擇適當氧的供應來源則成爲人體保健的重要課題。除了空氣之外，我們的食物、飲用水，都可能影響到體內氧的作用，所以在選擇飲用水時，水的溶氧量多寡也被視爲是好水的觀測條件之一。好水中含氧量需較高，水中原本溶有許多氧，而氧對於血液及細胞而言極為重要。水經加熱或氯消毒殺菌，會導致氧的流失，但若經磁化，卻會產生吸附外在氧氣的功用，使水中溶氧量提高，對身體健康極有助益。

好水必須具有較高的溶氧值和二氧化碳含量，逆滲透純水不能養魚也不能種水草，因爲它缺乏氧和二氧化碳，煮過的開水一樣不能養魚不能種草，因爲氧和二氧化碳蒸發掉了，好水注重的是清、爽、順，也就是清澈、順口、甘甜，指的就是含碳量和含氧量，這也是活水的特色。將煮過的開水放入冰箱降溫，只要一個小時，它又能溶入空氣中的氧和二氧化碳，馬上變得好喝，爲什麼小朋友喜歡冰水勝於溫水，就是這個道理，因此水要好喝就要有7.0～7.5mg/L的溶氧量的水。

台灣自來水法規許可溶氧值約爲6.5～8.5mg/L，水中溶氧正常大約在6～9mg/L左右，且維持在一個固定的模式狀態。市面上所謂的高氧瓶裝水，大多以加注氧氣增高水中氧含量，但以外力加氧的方法，只能短暫增加而不可能維持長久。溶氧量並不等於含氧量。溶氧量是指單位量中的水中氧濃度而言。根據美、日水專家長期研究所得，最有利於人體健康的水，其氧溶量應該在7.0～7.5mg/L，以目前水設備的技術而言，能夠維持如此穩定的水質，才稱得上是眞正的「好水」。

好水含重水量少

具有保健功能的水不能含有多量的重水（Heavy Water）。曾獲1934年諾貝爾化學獎的美國化學家哈洛德．尤列（Harold C. Urey）指出，當液態氫被蒸發時，最後會剩下微量比正常稍重些的含有一種氫的同位素，它是普通氫的2倍重，這就叫做氘或重氫（Deuterium，希臘文Deuteros爲二之意），符號爲D。氘的原子核除包含一個質子外，比氫多了一個中子。因此一個氘原子比一個氫原子重1倍，所以叫做「重氫」。氫二氧一化合成水，重氫和氧化合成的水叫做「重水」，又可稱爲氧化氘（Deuterium Oxide）。

重水主要賦存於海水中，總量可達250億噸。重水現在已是核反應堆運行不可缺少的輔助材料。其最常見的製備法是在鐵鎳電極中重複不斷地電解鹼性水；較輕的氫則會先生成，較重的重水隨後留存。其與一般普通水有著相當不同的性質。

天然產生的水中含有5,000份的水（H_2O）和1份的重水（D_2O）。也就是有極少量之重水產於普通水中，約占1/5000，重水亦可由電解稀苛性鈉溶液，隨後蒸發而得，或由經過長時間電解所剩於電池殘留而得。

海水中含有微量的重氫水，一般水質測定以海水的含量爲基準，因此一般水的重氫含量雖爲負值，但如要眞正除去重水，可以用雷射激光法去除，但是成本過高。

重水在生物機轉上也很有趣，例如，H：D之正常比爲5,000：

1，同時它也會以同樣之比率出現在人體尿液中。但若某人喝的水含較高比例的重水時，其後在他的尿量中也可以發現有相同比率的重水排出體外。即使在十五天後仍可在其體內發現約有半數存留。

醫學研究發現，癌症病患細胞周圍的水含有大量的重水，水分子排列混亂。而正常細胞四周均爲以輕水爲主，排列有序的好水。氘從氧中分離變成重水能使某種微生物死亡，並能導致某些種子浸過重水後，即不能發芽。

從高峰積雪融化而成的雪山水，或冰川水因爲來自二萬多英尺高的冰山峰，在水氣化過程中經太陽照射，直接昇華，在經過無數次昇華的過程後所融化而得的冰川水，不但含有高能量，而且氘的含量更低，是難得的好水。

好水可爲負極磁化水

適當「磁化」的水是經由磁礦和遠紅外線，或是以正負磁極磁化後的水，因爲水分子經過磁化和共鳴振動後，會變得活潑，進而產生能量。由於水的磁場具有固定循環周波數，當水受到外界磁波影響時，水的周波數就會產生變化，並會暫時固定於此變化後的周波，因此水被磁化後，會有一段較長的時間產生固定的能量。負極磁化的「能量水」進入人體後，會產生極為重要的效用，能提供更多的溶氧量和傾向鹼性化，並能鎮靜交感神經，協調生理時鐘。

好水需含均衡的礦物質

好水必須含有豐富而均衡的礦物質。一般而言，總固體量較高的水爲硬水，煮沸後產生水垢且口感不佳，但礦物質含量較多，對身體較有益處。礦物質是重要的營養素，尤其是人體必需的稀有元素，只有在優質的水中才能均衡攝取。

人口增加，農地過度利用，造成地力貧瘠，再加上工業汙染造成的酸雨進入土壤之後，殺死部分有益菌，而這些有益菌能分解土壤中的無機礦物質幫助農作物吸收，當益菌量降低後，農作物所含的礦物質也相對減少。因此，在台灣想從正常飲食中獲得足夠且完整的微量礦物質，變得比較困難，理想的辦法是另行補充保健品或從好水攝取。這就是爲什麼許多人願意花大錢去購買礦泉水的原因。

歐洲的科學家曾經做過飲用水調查，缺鈣、鎂離子的區域，心臟病患者多於其他地區；不過日本屬軟水區，鈣、鎂含量很少，卻是世界最長壽的國家，說明除了水的影響，長壽和食物攝取也有相關。

歐洲的水多爲硬度較高的硬水，讓人覺得又硬又澀，但是如果硬度太低的話，又反而覺得淡而無味。

水的口感來自於礦物質。一般而言，鈣質具有清爽的口感，鎂帶有苦味；少量的鈉喝起來有甘甜感，多量的鈉喝起來有鹹味，少量的鉀形成甘味，多量則形成苦味。所以，適量的鈣質與少量的鈉、鉀，就能形成清爽並具甘甜的水。

美味水的條件

水質項目	數值
蒸發殘留物	30～200mg/L
硬度	10～100mg/L
游離碳酸	3～30mg/L
過錳酸鉀消耗量	3mg/L以下
臭氣度	3度以下
殘留氯	0.4mg/L以下
水溫	20℃以下

資料來源：摘自厚生省「美味水研究會」。

游離碳酸是指溶解於水中的二氧化碳，這也是影響水的美味的原因之一。二氧化碳能適度的刺激舌和胃，產生清爽的感覺，但太多的話刺激太強，就會有辛辣味，太少的話又會覺得味道不足。

好水必須消除惡信息，保留好信息

每一個水分子團由兩個氫加一個氧共價形成，因此產生極性，所以有人稱它爲「三極磁鐵」。兩百多年前，順勢醫學之父——德國的漢尼曼（Samuel Hahnemann, 1755-1843）醫師，發現水像磁鐵，有記憶功能，他據此發明了同類療法。至今已普遍被西方醫學接受。1996年，日本自然醫學博士江本勝，透過顯微攝影的方式，以形狀證實水受到意識能量（如禱告、意念或宗教儀式等）及其他各種能量（如音樂的聲能、環境汙染的化學能、電

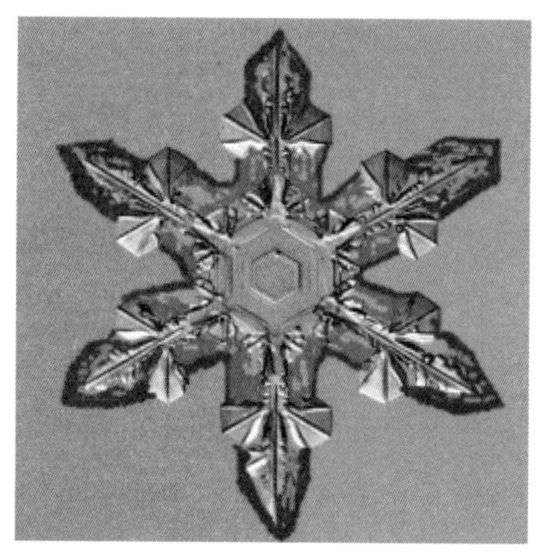

日本科學界證實：水能接收外界信息而改變其分子結構。利用波動測定技術和高倍率顯微鏡拍攝，顯示完美的小分子水六角形結晶。

好的水結晶——六角形結晶

器及通訊器材的電磁能等）的影響，會出現不一樣的水結晶。從理論來說，地球上不可能有兩個一模一樣的水結晶，但只要能呈現六角形、八角形結晶，都是好水；好的水結晶表示水的信息場是正面的、是健康的，水進了人體，能和人體的細胞電磁場相容共振。至於形狀不健康的水結晶，表示其信息場的弱電磁力會干擾人體細胞電磁場的正常運作，是有害的。因此好水必須保留好信息（如淨化、祝福、禱告），並且消除惡信息（如噪音、汙染等干擾）。

好水必須具穩定性

好水必須活性穩定，不會很快由活水變死水。

水受到各種能量如物理能、光能、聲能、熱能、電能、磁能、化學能、放射能等的影響，出現短鏈化、偏瞼化等性狀的改變，但經過幾個小時，又會回復原來的長鏈態。好水在自然界受到複合能量累積影響，它的穩定活性很長，不會很快消失，罕薩長壽村最有名的「冰河乳膠水」（Glacier Milk Water）就是一例，從冰融成水，滲入地底，接受礦層化石溶出的元素（八十種以上）和能量（磁能＋放射能）；又從地底湧出地面由山上奔瀉而下，和石頭、岩壁不斷產生摩擦撞擊，受到無雲遮天的陽光照射（物理能＋放射能＋光能＋磁能），最後溶入完全無汙染的氧和二氧化碳，這就是造就地球生命最健康最完整的活水，當然，這種水是世上難得的好水，一般大眾是不可能享用得到的，但是只要經過優良設計出的淨水器，以模擬大自然的條件，經過多層次的處理後的水，也能表現出活性與穩定性。

26

水的「信息」面面觀

水帶有信息波

被譽爲同類療法（Homeopathy，也被譯爲順勢療法）之父的漢尼曼，早在1796年就提醒我們，水本身可以攜帶信息，而這些信息會影響我們的健康。

對水能提供信息的議題，兩百多年來一直爭議不斷，主要癥結在於工業革命以來，大家習慣於用物質科學的感觀推論來量化它，這種方法要取得信息並給予量化當然存在瑕疵。從兩百多年前德國醫生漢尼曼發明同類療法（Homeopathy/ Like Cure Like），一種類似中醫以毒攻毒的方式，經過兩百多年的經驗累積及改良，將藥物放入純水中不斷地稀釋，當稀釋的次數愈多藥效愈強，但如以現代實證科學的方法來檢視藥水內的成分時，水分內的成分已稀釋到完全檢測不出來。像這種信息治病的方法，目前已普及到全球的自然醫學界，連英國皇室也在使用。

2001年兩位在韓國研究的德籍專家薩馬爾（Shashadhar

Samal）和蓋科勒（Kurt E. Geckeler）發現水中的物質經多次振盪稀釋到一定程度時，被稀釋成的粒子（Paritcle）在水中會違反熱力學第二定律，反而逆向凝集「自行組織團化」，甚至反向擴大5～10倍，被測試的物質包括有機物、無機物及生命物質DNA等，隨後他們把這篇研究「稀釋水中反常的溶質聚集」（Unexpected Solute Aggregation in Water on Dilution）發表在英國《化學通訊期刊》（*Chemical Communications*, 2001）上，結果引起全球極大震撼，因爲此研究證實水中信息記憶力及療癒力理論的可信性。

同類療法在製造止痛藥時，透過特殊的稀釋機器在水中進行「記憶」和「複製」，結果能將外觀和味道與一般水相同的水帶有止痛的訊息，成功地複製止痛藥而成了「止痛水」，病患可以拿「止痛水」來取代藥物，藉此來消除疼痛。

水可以重新錄製記憶

一杯尋常的水眞的可以記錄過去的信息嗎？它又是如何形成記憶的呢？水中的記憶一旦形成，是不是可以重新更新呢？

「水能形成記憶」這樣的說法，乍聽之下似乎有點像天方夜譚般，叫人難以置信，但是瞭解了水的性質與結構之後，就不難發現它和我們日常所使用的錄音帶一樣，具有相同的原理，當然也具備了相同的功能。當我們反覆收聽同樣的一首歌時，我們可以藉由錄音帶重新轉繞磁頭的技術，將錄音帶重新製作，重新錄製另外一首歌。如果我們不想殘留水中既有的信息時，當然也可以重新爲水錄製新的信息，消除水中原有的舊信息。

1999年爲了進一步驗證水有信息記憶力也有療癒力，由法國、英國、比利時、義大利、紐西蘭五國科學家在四個不同國家的實驗室，同時進行全盲實驗，觀察多次振盪稀釋後的水能否有效抑制抗體誘發人體嗜鹼性細胞的降解，最後由另一組不參加實驗的其他國家的統計專家來計算分析，最後的報告是四個實驗室結果全部相同，那就是所有的四組實驗，都能有抑制的效能。

2002年陳國鎮教授在台灣第四屆國際生物能信息醫學大會上，發表從物理學的角度看同類療法製劑在純水中多次稀釋後爲何會增強信息記憶力及療癒力的理論，並認爲可以用數學演算模式來證明這種理論。

水具「記憶」和「複製」的特性，這和尿療法有「異曲同工」之妙，尿液中儲存病患自己各種器官的訊息以及其生化反應資訊，甚至經血液和淋巴系統所釋放出的各種免疫資料都能完整的被尿液記錄下來。此乃因爲尿液中的「水」具有「記憶力」的緣故。當病患重新把排出的尿液飲進體內時，尿液「水」的「記憶效能」被啓動，並能激發體內細胞進行平衡調節作用而達到治療的功效。所以，其實「喝尿」也就是「喝自己產生的情報水」，因此，如果「波動科學」配合水的記憶特性，利用水來複製尿液中的「情報」，那麼就只需喝經複製過後的「水」，而不必一定得喝難以下嚥的尿液了。

水能經「內爆」去除惡性信息

擔任世界研究基金會（World Research Foundation）顧問的物理學家盧威格（Wolfgang Ludwig）對水能量做出進一步研究，他發現水不但有記憶，能儲存信息，而且可以藉由特定的波長、頻率，將信息傳遞出去。雖然水中的細菌或是汙染水源的重金屬，可以用化學方法去除，但是在水中能保留原有電磁場的波長與頻率。因此，水一旦受到汙染，即使經過淨化處理，它原先含有的振動信息仍被保留，被汙染的水，並未能完全淨化。

巴黎大學附設的法國國家健康醫學研究所專家班尼斯特博士（Jacques Beneniste）和加拿大多倫多大學的川那博士（Lynn Trainer）兩人分別做的實驗，也都證實水能保留信息，並且這些受到汙染的信息，的確會影響人們的健康。

消除惡性信息是恢復好水的重要條件，其方法之一就是藉由改變水中電磁場的振幅和方向，讓水從大分子團變成小分子團，減少其黏著性，也就是透過內爆（Implosion）改變水的分子結構，消除其中的惡性信息。

水的內爆理論

當我們重新回顧長壽村水源的流程時，可以想像每一滴長壽村的水都是一個小水球。這個水球在經過漫長的旅程時，必須不時在各地層的岩塊間滾動、擦撞，不論是擦撞時的切割，或是滾動時受到離心力運動的影響，都會使原先的水球不斷地向四處迸裂，而迸裂時四散的水分子，也可能與其他的水分子結合，形成另一個小的水球。這些重新洗牌、重新改組的小水球，再次形成水分子團時，鍵結的分子早已非昔日伴侶，因此組合成原始記憶的圖像也會因而遭受破壞，當然，新的水分子團可想而知也不斷在接受新的記憶，直到最後湧出地面，形成較穩定的水分子結構時，小水球才可能擁有比較穩定的記憶。

重組水的記憶

想要銷毀水中種種不利於人體的信息，其理論也是如此，只不過長壽村的水進行重組時，借用的是大自然力量，整個過程是在自然的環境下進行，而我們只能借助於科技的設備，模擬大自然的環境，將場景移入自家的廚房，讓內爆的演出，在一根根精細的濾心重現，最後再藉由類似長壽村的能量石，重新拷貝充滿長壽村健康、平和與潔淨的能量記憶。

消除惡信息是恢復水中能量的關鍵所在，不論是原先的重金屬汙染，或者是殘留的農藥、消毒劑，都可以藉由改變水中分子團的大小，讓水分子重新進行洗牌、重新組合成水分子團的方式，消除舊記憶。這當中最關鍵的一點，就是來自「內爆理論」，以及使用內爆理論的技巧。費爾斯博士（Dr. Horst Felsch）也曾以實驗證明這個理論的實用性。他用45m/m濾膜過濾一般自來水和經過小分子化處理過的水，結果發現自來水中的細菌雜亂無章的卡在濾膜上，而小分子水中的細菌則整齊排列在濾膜上。可見水中的信息可以消除，而消除過後的水就成為有益於健康的能量水。同時透過氣功師或宗教大師「加持」過的水，的確可成為信息水。水分子經過意念加持時，改變了水分子結構，與一般能量水不同的是，有經驗的氣功師能針對個別需求，給予不同療效的信息水。

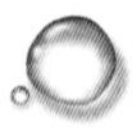

「相對論」、《心經》與水能量的註釋

愛因斯坦的「相對論」與佛教的《心經》兩者所指的能量均可用在水分子的動能上。

二十一世紀已邁入預防醫學、生物醫學和能量醫學等「自然療法」來提升人類健康長壽的新時代。生物能量醫學乃採愛因斯坦「質能守恆定律」的原理，以物質不過是「凝結光」（Frozen Light），而顯示出現代量子物理學的領域。生物醫學認為，生物體除了有物質的形體外，還有一個「以太體」（Etheric Body），也就是「生命力」（Life Force）或稱之為「人體光環」（aura）。醫學界常以測量生物體的電流量來檢測病症。疾病的產生則起因於生物體內能量的流通受到干擾而產生的各種異常現象。而磁化水就是結合愛因斯坦的理論和生物能量醫學的實用產品。

雖然，一般人多將「宗教」與「非科學」劃上等號，但西方基督教《聖經》，以及東方的佛教經典《心經》卻都蘊含深度的科學思維。儘管遠在兩千年前，並沒有「氣」和「能量」的說法，但是從流傳至今，佛像背後的金色光體及耶穌基督和天使們頭頂上的白色光環，卻都是象徵「氣」和「能量」的「凝結光」、「以太體」、「生命力」，或稱之為「人體光環」。

《心經》僅短短的276個字，卻意涵極深的物理定義。經文中所謂「色」即是「空」，「空」即是「色」，即符合物理大師愛因斯坦所述：「空間／時間不必然是分開存在的，與現實的物體無關。物體不是存在於空間，這些物體是空間的延伸。如此『虛無空間』（Empty Space）的概念便失掉其意義。」也就是說，「虛無空間」本身產生原子與分子的振動狀態。此與《心經》所指「色」即「物質的世界」、「現象的世界」，而「空」是指「空虛」的「空」或是「空無一物」的空。因此，認為「這個世界是空的」，甚至進入了「平家物語」所謂的諸行無常的世界。但是，事實上，「空」所指的就是以肉眼看不到，以手觸摸不到的「能量」。幾千年前，當然無法想像「能量」的概念，所以只能以「空」來表現。如果「空」是「能量」的話，那麼「色」就可以替換成為「物質」。因此，「物質就是能量，能量就是物質」，即「物質不滅」定律。

愛因斯坦的「相對論」更以科學的方式證明《心經》。他用$E=mc^2$這個簡單公式來表示。E是能量，m是質量，c是光速。所以能量就是質量乘以光速的二次方。

$$E=mc^2$$

$$\text{能量}=\text{質量}\times\text{光速}^2$$

換言之，「能量就是物質，物質就是能量」，因此，愛因斯坦以科學的方式，證明了《心經》。所以，生物體只要在特定狀況下，就能自然的吸收宇宙能量，並將其轉換成爲物體能量，而加以利用。

磁化水，則是利用磁振波影響「生物」組織的分子振動頻率，重新排列成同調的帶電狀態以及協同特性的原理，使水分子重新排列而成。這與電磁場影響生物系統的終極機制和重力與基本帶電粒子的統合有關。量子物理學家瞭解零點振動，也就是說，任何物體總是在運動中，而最後基本的運動均源之於量子眞空，源之於虛無。

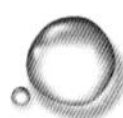

古今中外都有「記憶水」

中國明朝李時珍在其著作的《本草綱目》中將治病的水分爲兩大部分：天水和地水，天水就是雨水、雪水；這是從地表蒸發到上空冷凝再掉下來的水，是一種準蒸餾水，宇宙引力線和地球磁力線在特定的時空下對它造成「波的干涉和交互作用」；再加上雷電的升頻作用，它所搭載的大自然信息全面地影響著所有的蒼生。

全球各地，特別是火山帶溫泉區發現很多可以治病的泉水，這些主要強調的是它的礦物質含量對人的功效，李時珍稱這種叫「地水」，但有另一種水不屬於天水，也不屬於地水；它叫「聖水」，礦物質並不是最大重點，它所攜帶的信息才是眞正的效能所在。

水就像人具有生命一樣，結構上有靈體也有肉體，肉體是有形的物質；而靈體則是無形的靈能，主宰著指揮、思考和驅動的力量，宗教聖地是幾千年來衆人聚集用善念祈福、懺悔、包容大愛；宗教上的聖水、符水、大悲水爲什麼具有某種療效，那是因爲信徒虔誠膜拜時，同時釋放能量，聚積在供品、神像雕像裡，信衆越多、越虔誠，發出良善的正向信息也就越強。很多宗教儀式有灑聖水受洗、淨身驅病或敬神禮佛祈福，姑且信也好不信也罷，畢竟科學和宗教很難交集，或許信之則靈，不信則不靈，眞正的結果有待更多科學家投入研究，盼能及早求得眞理。

日本學者江本勝所著《來自水的信息》，就以水的結晶狀態，來說明水能接受音樂、文字、意識、情緒等信息，而能呈現差異相當明顯的結晶體。代表不同水質的自來水、泉水、湖水、雨水等，也都顯示不同程度的結晶能力，水質好的水結晶較完美，水質差的則水結晶雜亂。

在這本書裡，清楚看到水不僅可記憶，並能傳遞信息的事實。江本勝找來世界各地的水，置放在有蓋的玻璃皿上，擺入－20℃以下的冷凍庫冰凍三小時，玻璃皿上會因表面張力而突起形成直徑大約一釐米的冰粒，將光線投射到一個個突起的冰粒上，再用高度精密的顯微鏡觀察，即可以看到水結晶，並以影像拍攝出來。

結果發現，只要是天然水，包括湧泉、冰河、山泉水，不論取自世界何處，只要是來自大自然未受到汙染的水，水結晶呈現美麗的雪花六角形。而經過消毒、加氯的自來水，其結晶則混亂無序。更不可思議的是，當水聽到或以文字信息時，例如「謝謝」等帶有正面意味的文字的水，跟「混蛋」等負面情緒的文字的水，所形成的結晶形狀卻有明顯的差異。「謝謝」的水結晶均勻漂亮，而「混蛋」的水結晶則扭曲變形。這就是因爲水能感受到振動或波動的能量。

人類可以聽到的聲音振動範圍在15～20,000Hz之間，稱爲可聽音域。所謂15Hz就是在一秒內振動十五次。除此之外的周波數和振動，人類都無法察覺得到。也就是說，即使人類的耳朵聽不見，有些東西還是會發出很微弱的聲音。即使是小石頭也會發出振動。小石頭也會發出聲音，水，自然也能接受和傳播振動能量。

水不但具有其本身的能量特質，同時也會受周遭環境的能源影響而改變其結構，並且因而感應影響到人體體內的細胞。水會因受到負面環境的影響，而改變細胞內水分子的排列方式，進而干擾細胞的正常形態，導致生理病變。日本專研「波動能」的學者江本勝就以水的結晶影像顯示出水能傳導精神能量，無論是正面的訊息或者是負面的訊息，都能傳遞到水分子而改變其排列形態。

人體內儲存著大量的水分，以正面意念說好話，就能使體內水分子產生良好的振動，身體就會隨之健康輕鬆；反之，負面的、意含粗魯的語言，會將不好的振動加在體內而影響身心健康。同時激勵對方的言語，也能同時激勵自己，喝水時則應該抱持愛與感恩的心念，讓快樂的心情和健康的身體隨時伴隨著自己和周邊的親友。

對水漩渦的論述

大家都見過漩渦（vortex），有漩渦引起的海嘯，也有漩渦引起的龍捲風。拿一桶水，用手順時針繞圈，水中的漩渦就會越來越大，一旦停了下來，漩渦就會很快的縮小或消失。美國麻省理工學院機械工程系的系主任謝皮羅教授注意到：每次放掉洗澡水時，水的漩渦總是朝逆時針方向旋轉的。1962年他發表了一篇論文，認爲這種漩渦與地球的自轉有關，如果地球停止旋轉就不會產生這種漩渦，由於地球不停地自西向東旋轉，而美國處於北半球，便使洗澡水朝逆時針方向旋轉。他還斷言，如果在南半球，洗澡水的漩渦將以順時針方向旋轉；在赤道，則不會形成漩渦。他的這種見解，引起各國科學家的極大興趣，並且紛紛在各地進行實驗，結果證明謝皮羅的結論完全正確，在赤道上，自轉偏向力爲零，所以無法形成漩渦。同樣的，赤道上也無法形成颱風。但是，也有人分別在北京和紐西蘭南北半球親自實驗觀察，認爲水的漩渦方向是一樣的。

仔細觀察水槽、馬桶、臉盆或浴缸的表面並不完全對稱也不光滑，水槽排水時，水受到水槽的起始作用力、摩擦力、阻力和正向力的合力的方向，在放水時產生的旋轉，基本上是由於水槽裡的水本身不是完全靜止的，例如剛洗過手，或是放水時產生的流動尚未完全靜止，而這些原本存在的擾動決定了水旋轉的方向和水流的模式，可能是順時針也可能是逆時針方向流動而形成漩渦，與在北半球或南半球無關。比如在池子中順時針攪拌，在北半球的水體也不會出現逆時針的旋轉。如果不存在機械攪拌的外力，那就成了臨界條件下的混沌關係，形成漩渦過程中的液體對多種元素都很敏感，是混沌的狀態。這種狀態成爲在相同的空間中以不同軌跡糾纏但不交叉，形成極複雜的分形。任何微小的外力，都可能使體系偏離原軌跡進入緊鄰的軌跡，而按新軌跡營運而導致完全不同的結果。容器壁的凹凸、液體表面微弱的空氣流動、液體本身的流動或者湍動的狀態等，都能直接或者間接影響液體流動狀態，導致最終決定漩渦的方向。

流體在流動時，如果是受力均衡的話，產生層流，即各層的流速相互平行，互不干擾，在水中由於將空氣帶入，使水中的壓力分布不均勻，而產生漩渦，也稱爲渦流或是湍流。河流中出現漩渦，大都是在水流的速度和方向突然發生變化的地方。譬如在河流急轉彎的地方，由於水流仍維持著直線的流動，而河岸卻強迫水流轉彎，這時候內側的水流由於受到外側的壓力，被擠回的時候，一部分水流會回來填補脫水的地方，就形成了漩渦。另外，在橋樁附近或冒出水面的大石塊附近，也會出現漩渦。在水流被這些障礙物擋住以後，它會繞過障礙物流過去，當它繞到障礙物背後時，由於此處的河水流動緩慢，於是水流就會衝擊這些妨礙它暢流的河水，而打起轉來，就會出現漩渦了。

奧地利知名的大自然學者Viktor Schauberger（1885-1958），他曾注意到河水流動形成的漩渦地帶其周圍植物生長的茂密度遠不及遠距漩渦的下游流域。並且在其關於水的著作《活水》（*Living Water*）中提及水的漩渦會吸收能量，因而影響四周的植物生長，漩渦的末端能量充沛，因而植物生長旺盛。可惜的是後人對這種現象並未重視和研究，但是近年來許多學者已經發現已往對水各種難以相信和解釋的現象，現今則能以科學的方式證實，希望不久的將來，學者們也能對這種漩渦現象有更詳盡的解說。

至於船體下沉的情況進入水中時，由於將空氣帶入，使水中的壓力分布不均勻，而產生漩渦，也稱爲渦流。這不需要有很大的流體速度。猶如拿根木棒在水裡攪一攪，當然用木棒要攪出渦流要有一定速度，才能產生出漩渦。至於沉船時所冒出的氣泡是不會把人吸下去的。漩渦對水中的人是很危險的，到江河裡游過泳的人都知道，不怕水深，就怕有漩渦。

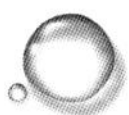

水與布朗運動的論述

何謂「布朗運動」？

布朗運動（Brownian motion）是懸浮在液體或氣體中的微粒所做的永不停息的無規則運動。它是一種正態分布的獨立增量連續隨機過程，是隨機分析中基本概念之一。

西元1827年，英國植物學家勞伯・布朗（Robert Brown）利用一般的顯微鏡觀察懸浮於水中的花粉粒時，發現這些花粉粒會做連續快速而不規則的隨機移動，這種移動稱爲布朗運動。接著生物學家發現懸浮於液體或空氣中直徑小於 0.04公分的粒子都會產生布朗運動。例如，當陽光射進暗室時，很容易從光束中觀察到灰塵粒子在空氣中產生布朗運動的現象。值得注意的是，布朗運動指的是花粉迸出的微粒的隨機運動，而不是分子的隨機運動。一般而言，花粉之直徑分布於30～50 μ m，最小亦有10 μ m之譜，相較之下，水分子直徑約0.3nm（非球形，故依部位而有些許差異），約爲花粉的十萬分之一。因此，花粉難以產生不規則振動，事實上花粉幾乎不受布朗運動之影響。布朗運動是來自「花粉粒中迸出之微粒子」，而非指花粉本身。「分子」應該是「微粒」，這微粒包括了分子、原子、離子和膠粒等。各種微粒都做布朗運動，當然也包括水分子。

在顯微鏡下看起來連成一片的液體，實際上是由許許多多分子組成的。這些小的顆粒，爲液體的分子所包圍，由於液體分子的熱運動，小顆粒受到來自各個方向液體分子的碰撞，布朗粒子受到不平衡的衝撞，而做沿衝量較大方向的運動。又因爲這種不平衡的衝撞，使布朗微粒得到的衝量不斷地改變方向。所以布朗微粒做無規則的運動。布朗運動與分子熱運動不一樣，與溫度和粒子個數有關，溫度越高，布朗運動越劇烈，粒子越少，分子熱運動越劇烈。布朗運動、擴散現象都說明了任何物質的分子，不論在什麼狀態下，都在做永不停息的無規則運動。它間接顯示了物質分子處於永恆的、無規則的運動之中。但是，布朗運動並不限於上述懸浮在液體或氣體中的布朗微粒，一切很小的物體受到周遭介質分子的撞擊，也會在其平衡位置附近不停地做微小的無規則顫動。

無規則行走與布朗運動

無規則行走（random walk）就是隨機游走，其概念接近於布朗運動，是布朗運動的理想數學狀態。大量布朗運動的顆粒都是非球形的，所以更多的模型不得不考慮隨機轉動問題。其實即使對球形顆粒在黏性流體中，也要考慮隨機轉動產生的轉動摩擦係數對擴散的影響。

美國賓州大學研究人員用數字視屏顯微鏡觀察水中懸浮球體的隨機旋轉和移動。球形顆粒擴散分布隨時間逐漸變寬。科學家們也發現活細胞的許多基本過程是由布朗運動所驅動。在顯微鏡下看起來連成一片的液體，實際上是由許許多多分子組成的。液體分子不停地做無規則的運動，不斷地隨機撞擊懸浮微粒。當懸浮的微粒非常小，受到來自各個方向的液體分子的撞擊作用是不平衡的。在某一瞬間，微粒在另一個方向受到的撞擊作用強，致使微粒又向其他方向運動。這樣，就引起了微粒的無規則的布朗運動。

布朗運動之所以會發生是因爲粒子與液體或氣體分子連續互相碰撞的結果。科學家發現布朗運動有下列的主要特性：

1.粒子的運動由平移及轉移所構成，顯得非常不具規則而且其軌跡幾乎是處處沒有切線。
2.粒子之移動顯然互不相關，甚至於當粒子互相接近至比其直徑小的距離時也是如此。
3.粒子越小或液體黏性越低或溫度越高時，粒子的運動越活潑。
4.粒子的成分及密度對其運動沒有影響。
5.粒子的運動永不停止。
6.布朗運動產生的粒子是自發的運動碰撞而導致的運動。

熱運動與布朗運動

組成液體或氣體的分子本性好動。倒一杯熱水和一杯冷水，然後向每個杯裡滴進一滴紅墨水，熱水杯裡的紅墨水要比冷水杯裡的擴散得快些。這說明溫度高，分子運動的速度大，並且隨著物體溫度的增高而增大，因此分子的運動也做熱運動。但是在此不能把布朗運動稱爲熱運動，而只能說布朗運動證實了分子的熱運動。例如香味的擴散就是日常生活中的典型現象。

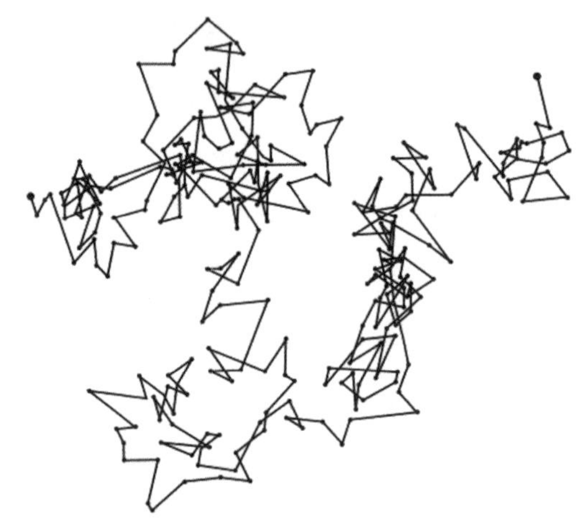

Evolution 2007 © Cold Spring Harbor Laboratory Press

布朗運動中的粒子不受限地往各方向流動

在一項以生物體中的DNA片段投置於水中，並且觀測布朗運動中的粒子流動方向，竟意外發現微粒子本應該是以無規則的布朗運動進行，但是受到DNA給予訊息的影響，導致粒子流動方向有固定的導向，即使將DNA取出後，粒子流動方向依然照其固定的導向進行，這個現象更有待科學家們以水與生物信息場導的專注研究加以解釋。

27

勸君莫再忽視水資源

生命現象就是一種生化反應現象，水擔任了最重要的角色。如果在水中加入了不需要或是有害的化學物質，正常的生化反應就會錯亂。遺憾的是，人們不但無法正本清源，還變本加厲，一方面在水中添加更多的化學物質來解決原先的問題，另一方面又發明更多化學物質來滿足貪得無厭的需要，結果造成更大的汙染，更多的水質問題。

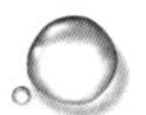 水質的演變分三階段

過去階段的水

五十年前地球人口不到四十億，現在則突破六十億，水源不增反減。人口增加和工商業發達的結果，導致水源不斷遭受生活廢水、工業廢水、農業廢水的汙染，不經淨化便無法使用。問題是淨化後的自來水，又出現了新的問題，因爲用來淨水的消毒劑，本身就含有劇毒。

在工商業未發達之前即爲農業時代，地理環境純淨且無汙

染，尤其是農作物很少依賴農藥來防治病蟲害，很少大量施用化學肥料，亦沒有汽、機車排放廢氣及工廠化學藥品等汙染源。當時所使用之地下水、礦泉水、井水等水源也不需要添加氯來消毒，這種水質對人體可說是恰到好處。

現代階段的水

世界自然基金會（WWF）於2003年5月公布：「全球人類可用水已消失一半，至2025年將消失四分之三，也就是每人可用水減少了三分之一。亞洲河川汙染為全球世界最嚴重地區，細菌含量是其他地區的3倍，含鉛量是20倍。」這是一個水資源非常重要的警訊。

2000年8月20日紐約《時代》雜誌封面故事為「如何拯救地球」，其報導指出：全球70%的水在降到地球時迅即蒸發掉，只有2.5%的水是新鮮的好水，地球上的人可以飲用到的就更少了。如今，超過十一億人口喝不到乾淨的水，二十四億多人口飲用的水不夠衛生。而水的危機帶來糧食危機，因為可供生產糧食的農地非水不可。全球三分之一的地區處於飢餓的危險中，目前全世界各地的自來水，都用氯消毒，但也帶來致癌的風險，長期飲用這種水，等於將消毒劑加入血液中。另外，美、加等國的專家也質疑飲水加氟對身體有害，根據紐澤西州保健部門的研究，它可能與罕見的骨癌（Osteosarcoma）有關。

美國《時代》雜誌曾經報導：「自來水中至少含有四千種以上化學物質，對此各級政府並無有效對策，美國環保署（EPA）

僅能對其中的六十種訂出安全標準，而全美各城市飲用水中有一半，每年都違反聯邦訂定的健康標準。近年來，汙染嚴重的案例，累計波及一億兩千萬人。」

現代的土質汙染非常嚴重，包括農藥、工業廢液、酸雨、殺蟲劑、畜牧排泄物及工業與家庭清潔用之化學藥劑等，土質汙染可直接或間接造成水質之汙染。而此種汙染該如何去除及何種水才是人類可飲用之水，這個問題正困擾著現代人的生活。衆所皆知，水中殘留的氯在加熱過程易形成三鹵甲烷之致癌物，台灣南部地下水中發現五氯酚，其毒害更高過三鹵甲烷數倍之多。

近年來發現有些生活在地下泥土中的蚯蚓罹患「小兒麻痺」，其症狀爲頭部大尾部小，探究其原因是受到水和土壤汙染造成的。整個生態環境也是「動態惡化」之現象，例如螢火蟲不再發光，人體免疫力持續下降，不孕症和罹患慢性病的年齡層逐漸年輕化，這些現象均直接或間接與現代水質有關。

台灣的地質特殊，汙染嚴重，重金屬比例偏高，使用地下水經常會出問題（如嘉南地區的砷中毒，俗稱烏腳病），又因中央山脈的關係，雖然雨量和各地比較並不算少，但卻留不住，年年鬧水荒，五十年來人口成長了4倍，加上工業發展帶來的汙染，如酸雨、多氯聯苯事件、鎘米事件等，得到好水的機率非常小，自來水的品質也屢遭質疑。

南台灣的情形更糟，三成以上水源已經遭受汙染，其中以濁度、大腸桿菌、氨、氮類、鐵、錳、砷等重金屬汙染最爲嚴重，爲了淨化汙染源，使自來水達到飲用標準，水廠必須添加氯的混凝劑或消毒劑，於是形成了新的問題。部分自來水中含有人體致癌物質及可導致基因突變的物質，原因除了因為原水加氯消毒時所產生的三鹵甲烷有關之外，其他還包括有水源混有髒水、水源遭藻類汙染變藍、水源滲有海水（有鹹味）、水源含有腐植酸、水源帶有顏色並含大量甲酸。在台灣的水源中已經發現有劇毒的「三氯沙」溶入，三氯沙是一級致癌物，一旦溶於水中後以最佳的淨水器處理，也只能去除50%。

要攝取充足的水分比較簡單，至於好水質——活水的取得談何容易。台灣的水源水質汙染日趨嚴重，所造成的禍害，不勝枚舉。

自來水是目前最普遍的飲用水源，而自來水的水源地，不是有工業廢水、養豬廢水、農藥汙染，就是垃圾汙染水源；而空氣汙染的結果，也已經使雨水變「酸水」，根本無法再收集飲用；此外，部分山泉、礦泉並未受良好環境保護，甚至與墓地為鄰，收集和製造的技術又不是很成熟，安全仍有顧慮。

未來階段的水

讓大自然回歸原先的自然，使生活在無汙染的環境中，人體自然健康。生活起居都應該注重環保的概念。

該是重視水的時候了，再汙染下去，所有的生靈都將受害、禍延子孫。為了動植物的健康以及地球的生機，二十一世紀，人類的主要工作之一就是要瞭解水、珍惜水、改善水源，知道如何善待水和善用水。

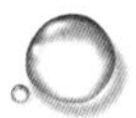

善用水者應遵守自然規律

「善用水者懂得遵守自然規律，享用來自大自然的優質好水。善用水者必善待水，珍惜大自然得來不易的好水，不任意汙染浪費。」世界權威研究預測，未來十年內以水、石油和糧食的缺乏最爲嚴重，而又以水資源的競爭最爲重要。由於地球暖化所造成的氣候異常，已使缺水情況更是迫在眉睫。

台灣面積小又多高山，蓄水不易，水資源不豐，理應珍惜現有的水源。台灣和全球各地即將進入缺水的時代，水源更彌足珍貴。爲了省水，淨水器應以不製造和排放廢水爲佳，同時應不插電、節省能源；並且，除了注重水的潔淨外，我們也應該重視水的活性與生命力，也就是能維持人體健康的好水。

國家圖書館出版品預行編目（CIP）資料

水的聖經／張慧敏著. -- 初版. -- 新北市：生智文化, 2012.09

面； 公分

ISBN 978-986-5960-02-5(平裝)

1.水 2.健康法

411.41 101017095

水的聖經

作　　者／張慧敏
出 版 者／生智文化事業有限公司
發 行 人／葉忠賢
總 編 輯／閻富萍
特約執編／鄭美珠
地　　址／新北市深坑區北深路三段 258 號 8 樓
電　　話／(02)26647780
傳　　真／(02)26647633
E - mail ／service@ycrc.com.tw
網　　址／www.ycrc.com.tw
印　　刷／科樂印刷事業股份有限公司
ISBN ／978-986-5960-02-5
初版一刷／2012 年 9 月
定　　價／新台幣 250 元

總 經 銷／揚智文化事業股份有限公司
地　　址／新北市深坑區北深路三段 260 號 8 樓
電　　話／(02)86626826
傳　　真／(02)26647633